AF320400

Mst Sayedatunnessa

Papel da IFD no folículo piloso na monitorização do pênfigo vulgar

Mst Sayedatunnessa

Papel da IFD no folículo piloso na monitorização do pênfigo vulgar

ScienciaScripts

Imprint
Any brand names and product names mentioned in this book are subject to trademark, brand or patent protection and are trademarks or registered trademarks of their respective holders. The use of brand names, product names, common names, trade names, product descriptions etc. even without a particular marking in this work is in no way to be construed to mean that such names may be regarded as unrestricted in respect of trademark and brand protection legislation and could thus be used by anyone.

Cover image: www.ingimage.com

This book is a translation from the original published under ISBN 978-620-2-07388-2.

Publisher:
Sciencia Scripts
is a trademark of
Dodo Books Indian Ocean Ltd. and OmniScriptum S.R.L publishing group

120 High Road, East Finchley, London, N2 9ED, United Kingdom
Str. Armeneasca 28/1, office 1, Chisinau MD-2012, Republic of Moldova, Europe
Printed at: see last page
ISBN: 978-620-7-86063-0

Copyright © Mst Sayedatunnessa
Copyright © 2024 Dodo Books Indian Ocean Ltd. and OmniScriptum S.R.L publishing group

ÍNDICE DE CONTEÚDOS

<u>LISTA DE ABREVIATURAS</u>

Ac	Acantholytic cells
BD	Bullous disease
BP	Bullous pemphigoid
BMZ	Basement membrane zone
C	Complement
DE	Drug eruption
Dsg	Desmoglein
DR	Drug reaction
DIF	Direct immunofluorescence
FITC	Fluorescence isothiocyanate complicated
HF	Hair follicle
IF	Immunofluorescence
IIF	Indirect immunofluorescence
IRS	Inner root sheath
LE	Lupus erythromatosus
MHC	Major histocompatibility complex
ORS	Outer root sheath
PBS	Phosphate buffer saline
PV	Pemphigus vulgaris

<u>RECONHECIMENTO</u>

Em primeiro lugar, lembro-me de Deus Todo-Poderoso por me ter dado a oportunidade, o espírito, a energia e a paciência para continuar e concluir este trabalho.

É com grande prazer que exprimo os meus mais profundos cumprimentos e a minha mais sincera gratidão ao ilustre professor Mohammed Kamal, Presidente do Departamento de Patologia da Bangabandhu Sheikh Mujib Medical University (BSMMU), Dhaka, pelas suas valiosas sugestões, conselhos carinhosos e cooperação.

Os meus mais profundos cumprimentos e a minha mais sincera gratidão ao respeitado professor e orientador, Professor Ashim Ranjan Barua, do Departamento de Patologia, BSSMU, Dhaka, por toda a sua orientação competente, supervisão constante, conselhos valiosos e cooperação sincera para tornar este estudo um êxito. Sem a sua vigilância e cuidado, esta investigação teria sido impossível.

Os meus sinceros agradecimentos ao respeitado professor e co-orientador Dr. A.K.M. Nurul Kabir, Professor Associado, Departamento de Patologia, BSSMU e ao Dr. Harasit Kumar Paul, Professor Associado, Departamento de Dermatologia e Venérea, BSMMU, Dhaka, pelo seu apoio, encorajamento e por me terem prestado a assistência necessária para a realização deste estudo.

Expresso também a minha gratidão ao Prof. Kamrul Hasan Khan e à Prof.ª Tamanna Chowdhury. Estou grato aos Professores Associados Dr. Ferdousy Begum, Dr. Sultana Gulshana Banu e Dr. Shabnam Akter pela sua cordial cooperação

Gostaria de agradecer profundamente ao Professor Agha Masood, Presidente do Departamento de Dermatologia e Venerologia, BSMMU, Dhaka, pelos seus valiosos conselhos e apoio. Estou-lhe igualmente grato por me ter fornecido uma amostra de biópsia. Agradeço a todos os médicos do Departamento de Dermatologia e Venerologia, aos enfermeiros e ao pessoal pela sua preciosa ajuda e cooperação durante este estudo.

Agradeço a todos os doentes envolvidos neste estudo, bem como aos seus familiares, pela sua ajuda e cooperação.

Estou muito grato ao Prof. Pran Gopal Datta, Vice-Chanceler, BSMMU, Dhaka, por me ter dado a oportunidade de efetuar este estudo nesta Universidade.

Os meus agradecimentos especiais à Dra. Tasmina Anam, médica, e a Nusrat Sharmin e ao Sr. Shahidul Islam, oficial científico, Departamento de Patologia, BSMMU, pela sua ajuda e cooperação durante o estudo de imunofluorescência direta.

Por último, expresso a minha mais sincera gratidão a todos os meus familiares e membros da família, especialmente aos meus filhos Tausif e Tahsin e à minha filha Tanisha, que sacrificaram o afeto da mãe durante o período de estudo.

Que Alá nos abençoe a todos com a sua misericórdia e o seu perdão.

Dr. Mst. Sayedatun Nessa

CAPÍTULO 1. INTRODUÇÃO

As doenças bolhosas têm uma história tão antiga como a da medicina. No início dos anos 50, Lever conseguiu diferenciar a maioria destas doenças utilizando critérios histológicos. O pênfigo vulgar (PV) é uma doença de pele muito grave que provoca bolhas. O PV afecta 0,1-0,5 doentes por 1.00.000 habitantes por ano (Leena et al, 2010) e 0,58-0,80 por 1.00.000 pessoas por ano no Reino Unido (Langan et al, 2008). A incidência de PV está a aumentar. As razões para as alterações na incidência não são claramente compreendidas, mas têm implicações na identificação dos factores causais (Langan et al, 2008). A maioria dos casos desenvolve-se em pessoas com mais de 50 anos. É muito raro em crianças. Os homens e as mulheres são igualmente afectados. É mais frequente em determinados grupos de pessoas - mediterrânicos, do subcontinente indiano ou de origem judaica. Nos indivíduos mais velhos, desenvolvem-se grandes bolhas flácidas na mucosa oral, na face, no couro cabeludo, no peito central e nas zonas intertriginosas. As lesões orais são a primeira manifestação em 10% a 15% dos doentes e desenvolvem-se quase invariavelmente durante o curso da doença (Younus e Ahmed, 1990). O pênfigo é um grupo de doenças bolhosas auto-imunes da pele e das membranas mucosas que se caracterizam histologicamente por bolhas intra-epidérmicas devidas a acantólise (David et al, 2004). A acantólise foi demonstrada pela primeira vez como a caraterística das bolhas do pênfigo em 1943, (Cohen et al, 1997). Os auto-anticorpos no pênfigo são dirigidos contra as proteínas desmossómicas, tanto a desmogleína (Dsg) 1 como a desmogleína (Dsg) 3, resultando em acantólise, perda de coesão entre queratinócitos e aparecimento de bolhas. A fixação de complemento pode potenciar a acantólise.

A bainha da raiz externa (ORS) do folículo piloso é estruturalmente análoga aos queratinócitos epidérmicos (Wilson et al, 1991). Os antigénios do pênfigo estão distribuídos por toda a SRO e nas células da matriz do bolbo dérmico (Wilson et al, 1991). O padrão de imunofluorescência específico do pênfigo observado na pele foi demonstrado na SRO de um folículo piloso arrancado (Schaerer e Trueb, 2003). Caracteristicamente, mostra a deposição de imunoglobulina G (IgG) com ou sem complemento (C3) na região intercelular da epiderme. Uma vez que o processo acantolítico se estende até à parede do folículo piloso, os reagentes imunitários também devem ser demonstráveis na parede folicular. O Dsg 3 é responsável pela fixação do pelo ao folículo (Kosch et al, 1995). O aumento do volume do antigénio alvo (Dsg 3 e Dsg 1) no epitélio folicular pode ser um fator na determinação do envolvimento do couro cabeludo no pênfigo. O padrão de ouro para a demonstração de auto-anticorpos ligados aos tecidos é a imunofluorescência direta (IFD) da pele perilesional (Mahalingam, 2005). O padrão de imunofluorescência direta (IFD) de ORS em casos de PV assemelha-se ao padrão de IFD da pele perilesional (Kumaresan et al, 2009). A sensibilidade da IFD do pelo anagénico em doentes com PV foi de 100%, semelhante à da IFD cutânea (Alexandru et al, 2013). A imunofluorescência direta negativa (IFD) tem demonstrado repetidamente ser um melhor preditor de remissão imunológica em comparação com a imunoflurescência indireta (David et al, 1989).

No entanto, a obtenção de uma amostra para a IFD a partir de uma biopsia oral ou cutânea é um procedimento relativamente invasivo e desagradável para o doente. A necessidade de repetir o teste até dar negativo complica ainda mais o problema; muitos doentes têm relutância em aceitá-lo. Por conseguinte, seria muito útil encontrar uma forma menos invasiva de recolher um substrato adequado. Recentemente, Schaerer e Trueb (2003) demonstraram que a SRO de pêlos anagénicos arrancados pode ser utilizada como substrato para a IFD no diagnóstico do pênfigo. O valor deste método foi comprovado em estudos posteriores em doentes com pênfigo não tratado ou recidivado (Daneshpazhooh et al, 2009). A utilização de um substrato alternativo para a IFD em vez de pele ou mucosa seria benéfica porque elimina a necessidade de biópsias múltiplas em doentes com pênfigo, especialmente em circunstâncias de biópsias difíceis, como áreas mucosas, ou em crianças (Alexandru et al, 2013).

1.1 Hipótese: "O teste DIF com cabelo depenado é comparável ao DIF cutâneo na monitorização da atividade da doença do pênfigo vulgar."

1.2 Objectivos
Objetivo geral
Verificar a eficácia da SRO como substrato alternativo fiável para o teste DIF na monitorização de doentes com pênfigo vulgar.

Objectivos específicos
• Determinar a sensibilidade e a especificidade da IFD de pêlos arrancados em doentes com pênfigo vulgar em remissão clínica durante pelo menos 3 meses.

• Comparar a sensibilidade e a especificidade da IFD do folículo piloso (ORS) em doentes com pênfigo vulgar em remissão clínica com a IFD cutânea convencional para a avaliação da remissão imunológica.

CAPÍTULO 2. REVISÃO DA LITERATURA

2.1 Anatomia da pele

A pele é o maior órgão do corpo, representando cerca de 15-20% do peso corporal total e, nos adultos, apresenta 1,5-2 m² de superfície para o ambiente externo. As funções da pele são a termorregulação, a proteção, as funções metabólicas e a sensação. É composta pela epiderme, uma camada epitelial de origem ectodérmica, e pela derme, uma camada de tecido conjuntivo de origem mesodérmica. A junção da derme e da epiderme é irregular e as projecções da derme, denominadas papilas, interdigitam com as evaginações da epiderme, denominadas cristas epidérmicas. Em três dimensões, estas interdigitações podem ser do tipo "peg-and-socket" (pele fina) ou formadas por cristas e sulcos (pele espessa). Os derivados epidérmicos incluem pêlos, unhas e glândulas sebáceas e sudoríparas. Por baixo da derme encontra-se a hipoderme, ou tecido subcutâneo, um tecido conjuntivo frouxo que pode conter uma almofada de células adiposas, o panículo adiposo. A hipoderme, que não é considerada parte da pele, une a pele frouxamente aos tecidos subjacentes e corresponde à fáscia superficial da anatomia macroscópica (Junqueira et al, 1998).

A Figura 2a mostra a estrutura microscópica normal da pele.

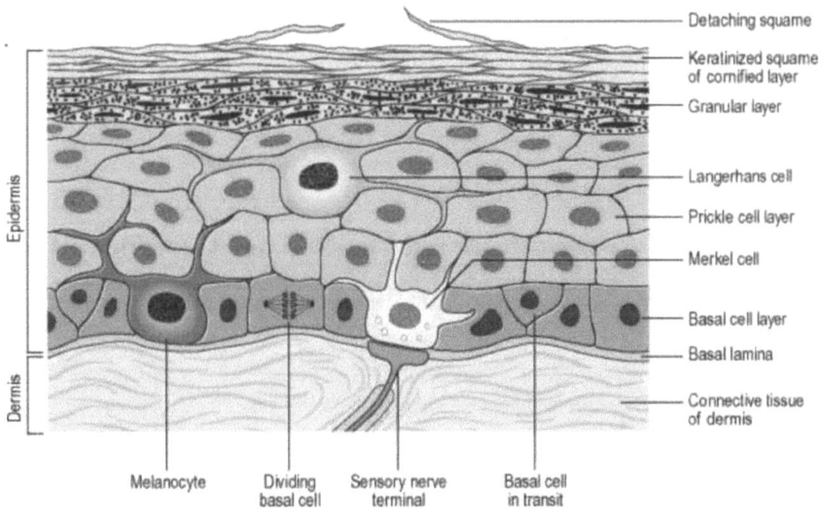

Figura 2a: Imagem esquemática da histologia da pele

2.1:1 A epiderme

A epiderme é um tecido composto que consiste principalmente num epitélio escamoso estratificado, queratinizado e de renovação contínua. As células principais são chamadas queratinócitos. A epiderme é constituída por cinco camadas de células produtoras de queratina (queratinócitos), da mais profunda para a mais superficial, da seguinte forma

1. Camada basal (stratum basale)

2. Camada espinhosa ou de células espinhosas (stratum spinosum)

3. Camada granular (stratum granulosum)

4. Camada transparente (stratum lucidum)

5. Camada cornificada (estrato córneo) (Susan et al,2008).

Células dendríticas da epiderme

Na epiderme estão presentes três tipos de células dendríticas. São elas

1. Melanócitos

2. Células de Langerhans

3. Células de Merkel.

2.1:2 Derme

A derme é o tecido conjuntivo que suporta a epiderme e a liga ao tecido subcutâneo (hipoderme). A derme contém duas camadas com limites bastante indistintos - a camada papilar mais externa e a camada reticular mais profunda (Junqueira et al, 1998).

2.1:3 Apêndices cutâneos

Os apêndices cutâneos são a extensão especializada da epiderme para a derme. As estruturas apendiculares incluem as unidades pilossebáceas, as glândulas apócrinas e as glândulas écrinas. As glândulas sebáceas e os folículos pilosos constituem a unidade pilossebácea (Murphy, 1997).

Cabelo

Os pêlos são estruturas queratinizadas alongadas derivadas de invaginações do epitélio epidérmico. A sua cor, tamanho e disposição variam consoante

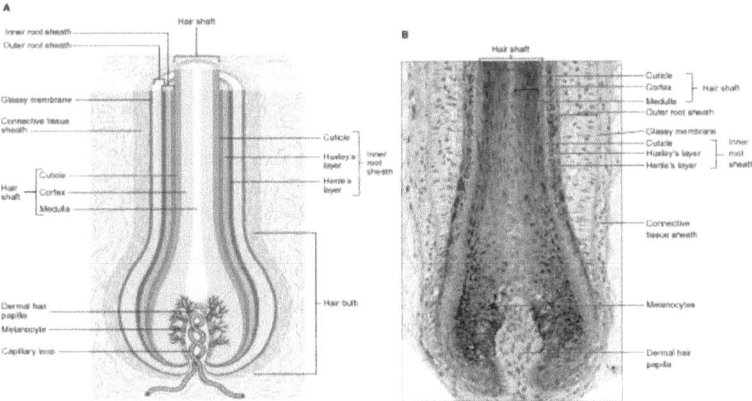

Figura 2b: Imagem esquemática e imagem histológica do cabelo

raça, idade, sexo e região do corpo. Os pêlos encontram-se em todo o corpo, exceto nas palmas das mãos, plantas dos pés, lábios, glande do pénis, clítoris e pequenos lábios. O couro cabeludo tem cerca de 600 pêlos/cm^2 , e o resto do corpo tem cerca de 60/cm^2 Os pêlos crescem de forma descontínua e têm períodos de crescimento seguidos de períodos de repouso. Este crescimento não ocorre de forma sincronizada em todas as regiões do corpo ou mesmo na mesma área, mas tende a ocorrer em manchas. A duração dos períodos de crescimento e de repouso também varia consoante a região do corpo. Assim, no couro cabeludo, os períodos de crescimento (anagénicos) podem durar vários anos, enquanto os períodos de repouso (catagénicos e telogénicos) duram em média 3 meses. O crescimento do cabelo em regiões do corpo como o couro cabeludo, a face e o púbis é fortemente influenciado não só pelas hormonas sexuais - especialmente os androgénios - mas também pelas hormonas supra-renais e tiroideias. A figura 2b (B) mostra uma imagem microscópica do cabelo.

Estrutura do cabelo e das suas bainhas

Um fio de cabelo completamente desenvolvido é constituído por três zonas concêntricas que são, de fora para dentro, a cutícula, o córtex e a medula. Cada uma delas tem diferentes tipos de proteínas de filamentos de queratina e diferentes padrões de cornificação. Nos pêlos mais finos, a medula está normalmente ausente. A cutícula forma a superfície do pelo e consiste em várias camadas de escamas cornificadas sobrepostas, direccionadas apicalmente e ligeiramente para fora. As células imaturas da cutícula têm grânulos amorfos densos alinhados predominantemente ao longo da membrana plasmática externa com alguns filamentos. O córtex forma a maior parte da haste capilar e é constituído por numerosos escamas alongadas e estreitamente compactadas, que podem conter restos nucleares e melanossomas. As células corticais imaturas contêm feixes de filamentos bem compactados, mas não contêm grânulos densos. A medula, quando presente, é composta por colunas pouco agregadas e frequentemente descontínuas de células parcialmente desintegradas que contêm vacúolos, filamentos dispersos, material granular e melanossomas. As cavidades de ar encontram-se entre as células ou mesmo dentro delas (Susan et al, 2008).

A bainha externa da raiz (ORS), que foi identificada como um reservatório de células estaminais multipotentes, ou seja, células estaminais de queratinócitos e melanócitos, e contém queratinócitos. O SRO forma uma área de protuberância distinta entre a inserção do músculo arrector pili e o ducto da glândula sebácea (Randall e Botchkareva , 2009) . Junto ao SRO, no lado dérmico, existe uma disposição em forma de cesto de duas camadas de fibras de colagénio dispostas ortogonalmente, a camada vítrea conhecida como lençol dérmico (Rogers, 2004).

A bainha radicular interna (IRS) consiste em três camadas: Camada de Henle, camada de Huxley e camada de cutícula. A camada de cutícula da BRI é adjacente à cutícula do fio de cabelo, fixando o fio de cabelo ao folículo. As células da SRI produzem queratinas e trico-hialina que funcionam como um cimento intracelular que dá força à SRI para suportar e moldar o crescimento do fio de cabelo, bem como para orientar o seu movimento ascendente. O IRS separa o fio de cabelo do ORS (Randall e Botchkareva , 2009).

2.1:4 Tecido subcutâneo

O subcutâneo é composto por lóbulos de gordura separados por septos fibrosos. Os nervos, os vasos sanguíneos e os vasos linfáticos passam através destes septos para irrigar a pele sobrejacente. A fronteira entre a derme e o subcutâneo não é nítida.

2.1:5 Suprimento vascular da pele

Os vasos arteriais que nutrem a pele formam dois plexos. Um está localizado entre as camadas papilar e reticular; o outro está localizado entre a derme e o tecido subcutâneo (Junqueira et al,1998).

2.1:6 Drenagem linfática da pele

Numerosos vasos linfáticos com extremidades cegas terminam na derme perto da base da epiderme. Drenam primeiro para uma rede na derme papilar e depois para outra rede no meio da derme reticular. Finalmente, terminam numa rede na junção da derme e do subcutâneo (Murphy, 1997).

2.1:7 Fornecimento nervoso da pele

As fibras nervosas na pele são livres e encapsuladas. São mielinizadas e não mielinizadas. Muitos nervos terminam em receptores microscopicamente distintos, por exemplo, os corpúsculos de Meissner e de Pacini. As fibras motoras são todas autonómicas. As fibras adrenérgicas irrigam os pilares do retor, o músculo liso das paredes arteriolares, o corpo do glomus, a glândula apócrina e as células mioepiteliais (Murphy, 1997).

2.2 Considerações patológicas

2.2:1 Pênfigo vulgar: Tal como demonstrado pela primeira vez em 1943, a acantólise é a caraterística das bolhas do pênfigo. A acantólise resulta de anticorpos ligados in vivo, descobertos pela primeira vez em 1964 (Beutner e Jordan ,1964).

O pênfigo vulgar (PV) é uma doença autoimune e, na maioria dos casos, não se sabe o que desencadeia a doença. Normalmente, o nosso sistema imunitário ataca os invasores estrangeiros, como os vírus e as bactérias nocivos. Mas no pênfigo, o nosso sistema imunitário produz, por engano, anticorpos que atacam as células saudáveis da pele e das membranas mucosas. A causa do pênfigo vulgar permanece desconhecida; no entanto, foram identificados vários factores potencialmente relevantes. A predisposição para o pênfigo está ligada a factores genéticos (Firooz et al, 1994). Certas moléculas do complexo principal de histocompatibilidade (MHC) de classe II, em particular os alelos do antigénio leucocitário humano DR4 (DRB 1*0402) e do antigénio leucocitário humano DRw6 (DQB1*0503), são comuns em doentes com pênfigo vulgar (Ahmed et al,1991; Lombardi et al,1999; Reohr et al, 1992; Szafer et al, 1987; Matzner et al, 1995; Sinha et al, 1988). O pênfigo ocorre em doentes com outras doenças auto-imunes, nomeadamente miastenia gravis e timoma (Cruz et al, 1987). Por vezes, o pênfigo desenvolve-se como efeito secundário de determinados medicamentos, como certos medicamentos para a tensão arterial ou agentes quelantes. Este tipo de pênfigo desaparece normalmente quando se deixa de tomar o medicamento.

O PV afecta pessoas de todas as raças (Pisanti et al, 1974). A prevalência do pênfigo vulgar é elevada em regiões onde a população judaica é predominante. O grupo etário mais afetado é o dos 50-60 anos. A doença pode mesmo desenvolver-se em crianças ou em pessoas idosas. Na Índia, os doentes são mais jovens aquando da apresentação do que nos países ocidentais (Wilson et al, 1994). A proporção entre homens e mulheres é aproximadamente igual. Na adolescência, as raparigas têm maior probabilidade de serem afectadas do que os rapazes. Os recém-nascidos de mães com PV podem desenvolver uma forma transitória da doença devido aos auto-anticorpos IgG maternos que atravessam a placenta.

O pênfigo vulgar é uma doença bolhosa autoimune caracterizada por lesões da pele e das mucosas, geralmente generalizadas e raramente localizadas. As bolhas grandes e flácidas desenvolvem-se na mucosa oral, face, couro cabeludo, tórax central e zonas intertriginosas em indivíduos mais velhos. As lesões orais são a primeira manifestação em 10% a 15% dos doentes e desenvolvem-se quase invariavelmente durante o curso da doença (Younus et al, 1990). Nos doentes com lesões orais de início precoce, estas permanecem os únicos sintomas da doença durante um período de 26 meses até ao aparecimento de lesões cutâneas, o que explica a importância das manifestações orais para os dermatologistas (Ruocco et al, 2005; Dagistan et al, 2008).

Erosões múltiplas e persistentes aparecem na mucosa oral durante os estágios iniciais da PV. Raramente, estão localizadas na gengiva, especialmente na gengiva livre, onde são difíceis de identificar como lesões vesiculares.

A maioria dos doentes com pênfigo vulgar desenvolve lesões cutâneas. Podem surgir muitas bolhas em qualquer parte da pele. As zonas mais frequentemente afectadas são a face, o couro cabeludo, as axilas, as virilhas e os pontos de pressão (nádegas, etc.). As bolhas podem ter vários centímetros de diâmetro e normalmente não provocam comichão. A lesão primária do pênfigo vulgar é uma bolha flácida, que normalmente surge numa pele de aspeto saudável, mas que pode ser encontrada numa pele eritematosa. As novas bolhas são normalmente flácidas ou tornam-se flácidas rapidamente. A pele afetada é frequentemente dolorosa, mas raramente pruriginosa. Uma vez que as bolhas são frágeis, colapsam rapidamente dando lugar a erosões, que são as lesões mais comuns no pênfigo. As lesões vegetativas com crostas proeminentes e tecido de granulação são também características do pênfigo. A pele circundante é tipicamente não eritematosa. A capacidade de alargar as bolhas por pressão externa tem sido referida como sinal de Nikolsky. Em 1% a 2% dos casos de pênfigo vulgar, podem desenvolver-se placas vegetativas contendo pústulas, principalmente nas áreas intertriginosas (Korman, 1988).

2.2:2 Patogénese do pênfigo vulgar

O pênfigo vulgar (PV) é uma doença vesicular intra-epidérmica que afecta a pele e as mucosas, caracterizada pela presença de auto-anticorpos contra moléculas de adesão dos queratinócitos, levando à perda de adesão célula-célula com consequente acantólise e formação de bolhas (Vijayakumar et al, 2012). A caraterística histopatológica do PV é a fissura suprabasal e a acantólise (Weedon, 2oo2). Para além da epiderme, a acantólise desenvolve-se frequentemente na parede do folículo piloso; tipicamente, é observada em associação com a epiderme e, por vezes, mesmo contígua a esta (Ackermann , 1978; Montgomery, 1967).

Os antigénios alvo do pênfigo estão localizados nos desmossomas. O desmossoma é a junção intercelular mais importante no epitélio escamoso estratificado. O complexo do desmossoma contém desmogleínas e desmocolinas como constituintes transmembranares e plaquoglobina, plaquofilina e desmoplaquina como constituintes citoplasmáticos. As desmogleínas e as desmocolinas são membros da família supergénica das caderinas (Amagai et al, 1991; Koch et al, 1990) e desempenham um papel importante na formação e manutenção da integridade dos tecidos. As moléculas de caderina formam dímeros como unidade funcional, com o domínio extracelular de uma célula a ligar-se a uma célula oposta. Os epítopos extracelulares das desmogleínas e desmocolinas são alvos dos anticorpos patogénicos. Entre estes, a desmogleína 1 e a desmogleína 3 são os mais importantes. Os auto-anticorpos no pênfigo são dirigidos contra as proteínas desmossómicas, nomeadamente a desmogleína 3 e a desmogleína 1 nos espaços intercelulares da epiderme (Amagai et al, 1991).

Folículos pilosos no pênfigo vulgar:

A bainha da raiz externa do folículo piloso é um epitélio escamoso estratificado funcional que é estruturalmente análogo à epiderme (Wilson et al, 1991; Sperling , 2003). O couro cabeludo é um local frequentemente envolvido no pênfigo. Para além da sua presença na epiderme, os antigénios do pênfigo encontram-se em toda a bainha da raiz externa do folículo piloso e na matriz do bolbo dérmico (Wilson et al, 1991). O aumento do volume de antigénios oferecidos pelo epitélio folicular pode ser um fator na determinação do envolvimento do couro cabeludo no pênfigo.

O epitélio folicular assemelha-se à estrutura da epiderme interfolicular e caracteriza-se pela presença de 1 e 3 desmogleínas (proteínas desmossómicas, os principais antigénios no grupo de doenças do pênfigo) na estrutura

das bainhas radiculares externas e/ou internas dos folículos pilosos (HFs) (Wu et al , 2003; Wilson et al , 1991).
Caracteriza-se pela deposição de imunoglobulina G (IgG) com ou sem complemento (C3) na região
intercelular da epiderme. Como o processo acantolítico se estende até à parede do folículo piloso, os reagentes
imunitários também devem ser demonstráveis na parede folicular.

2.2:3 Diagnóstico diferencial

Embora as características clínicas e histológicas do pênfigo vulgar sejam frequentemente distintivas, outras
doenças acantolíticas, como o pênfigo foliáceo e variantes, o pênfigo induzido por fármacos, o pênfigo IgA, o
pênfigo paraneoplásico, o pênfigo benigno familiar, a dermatose acantolítica transitória, a infeção por vírus do
herpes e as variantes acantolíticas da queratose actínica podem entrar no diagnóstico diferencial.

1) Pênfigo foliáceo

O pênfigo vulgar distingue-se do pênfigo foliáceo e das variantes apenas pela localização suprabasal da
clivagem no pênfigo vulgar versus a clivagem superficial no pênfigo foliáceo, ou seja, uma bolha
subcorneana/granular com ou sem disqueratose.

2) Pênfigo eritematoso

Além disso, o pênfigo eritematoso pode apresentar vacuolopatia da camada basal da epiderme e um teste de
banda lúpica superveniente positivo, sendo este último definido por depósitos granulares de imunoglobulina e
complemento ao longo da junção dermo-epidérmica.

3) Pênfigo induzido por medicamentos

Pode ser necessária uma associação clara com um medicamento para separar o pênfigo induzido por
medicamentos do pênfigo vulgar; no entanto, alguns casos de pênfigo induzido por medicamentos não
apresentam anticorpos detectáveis por imunofluorescência. (Pissani e Ruocco ,1986)

4) Pênfigo IgA

O pênfigo IgA distingue-se do pênfigo vulgar por apresentar pústulas neutrofílicas subcorneanas ou intra-
epidérmicas com acantólise mínima ou inexistente e imunorreactividade positiva para IgA num padrão
intercelular na epiderme, na ausência de IgG ou em graus menores de IgG.

5) Pênfigo paraneoplásico

O pênfigo paraneoplásico é caraterístico devido a uma relação próxima com o cancro, à natureza generalizada habitual da erupção e ao envolvimento mucocutâneo marcante, histologicamente à presença de alterações da interface e de disceratose semelhante ao eritema multiforme, e aos padrões de imunofluorescência da zona intercelular e da zona da membrana basal, para além da acantólise.

6) Pênfigo benigno familiar

O pênfigo benigno familiar (doença de Hailey Hailey) distingue-se do pênfigo pela presença habitual de acantose, acantose envolvendo pelo menos metade da epiderme num padrão difuso, possivelmente alguma disqueratose, ausência de envolvimento dos apêndices e, finalmente, resultados negativos de imunofluorescência. (David et al, 2004)

2:2:4 DIAGNÓSTICO LABORATORIAL DO PÊNFIGO VULGAR

i) Achados histopatológicos:

As características histológicas das doenças imunobolhosas podem, por vezes, ser difíceis de interpretar nas fases iniciais da doença. As descrições das lesões iniciais da PV são diversas e incluem edema intercelular, fissuras subepidérmicas (lesões do tipo penfigoide bolhoso) (Smolle e Kerl ,1984; Sirois et al , 2000), agregados neutrofílicos nas papilas dérmicas (lesões do tipo dermatite herpetiforme) (Osteen et al, 1976), espongiose eosinofílica (Emmerson e Wilson , 1968) e até degeneração vacuolar com necrose epidérmica (pênfigo induzido por fármacos) (Landau e Brenner , 1997) . A dissolução das pontes intercelulares dos queratinócitos na epiderme inferior leva à acantólise e à fissura suprabasal - ambas patognomónicas do PV (Moy e Jordon , 1983). Os queratinócitos basais formam bolhas separadas umas das outras, mas permanecem ligados à lâmina basal, lembrando uma "fila de pedras tumulares" (Korman et al, 1991). A bolha acantolítica pode estar limitada ao plano suprabasal ou pode estender-se mais acima na epiderme. A extensão da acantólise para o epitélio anexial não é invulgar, mas é tipicamente observada em associação com a epiderme e, por vezes, mesmo contígua a esta (Moy et al,1983; Ackerman , 1978). Os queratinócitos acantolíticos são de tamanho relativamente grande, com citoplasma vítreo eosinofílico proeminente, núcleos proeminentes com nucléolos grandes e infiltrado linfocítico perivascular com edema dérmico. medida que as lesões sofrem erosão e ulceram, pode desenvolver-se um infiltrado misto composto principalmente por neutrófilos. A bolha mais antiga pode apresentar necrose do teto da bolha, com várias camadas queratinocíticas a revestir a cavidade da bolha no seu aspeto mais inferior, devido à migração e proliferação de queratinócitos. Além disso, a epiderme pode alongar-se, dando origem às chamadas vilosidades. Uma dermatite espongiótica neutrofílica pode estar presente em alguns casos de pênfigo vulgar. Nestes casos, a espongiose é uma caraterística muito mais proeminente do que a acantólise.

ii) Teste de imunofluorescência

O diagnóstico clínico é sempre confirmado por um teste de imunofluorescência (Beutner e Jordon , 1964). Em 1941, Coons et al, desenvolveram a técnica de imunofluorescência. Em 1964, Beutner e Jordon utilizaram a técnica de imunofluorescência indireta (IIF) para demonstrar anticorpos no soro de doentes com pênfigo. Jordon *et al.* realizaram imunofluorescência direta na pele lesional e perilesional em 1971 para demonstrar a deposição de anticorpos IgG nos espaços intercelulares da epiderme. A imunofluorescência é uma reação antigénio-anticorpo em que os anticorpos são marcados (etiquetados) com um corante fluorescente e o complexo antigénio-anticorpo é visualizado utilizando um microscópio ultravioleta (fluorescente). Os fluorocromos são corantes que absorvem os raios ultravioleta e emitem luz visível. Este processo é designado por fluorescência. Os fluorocromos habitualmente utilizados na imunofluorescência são o isotiocianato de fluoresceína (verde) e o isotiocianato de tetrametil rodamina (vermelho). Na imunodermatologia clínica, existem três tipos básicos de técnicas de imunofluorescência: imunofluorescência direta, imunofluorescência indireta e imunofluorescência indireta de ligação ao complemento (Huligol et al, 1995).

- Imunofluorescência direta (IFD)

As biópsias perilesionais devem ser colhidas para análise por IFD e transportadas em solução salina normal imediatamente para o laboratório. O padrão de ouro para a demonstração de auto-anticorpos ligados aos tecidos é a imunofluorescência direta (IFD) da pele perilesional (Mahalingam, 2005). Esta mostra caraterísticamente a deposição de imunoglobulina G (IgG) com ou sem complemento (C3) na região intercelular da epiderme (Buetner e Jordon, 1964). A IgG, C3, IgM ou IgA ligadas aos tecidos, num padrão de distribuição intercelular caraterístico em forma de rede na epiderme, é demonstrada por microscopia de imunofluorescência direta. No caso do PV, a técnica detecta anticorpos, normalmente IgG e complemento ligados à superfície dos queratinócitos. A desmogleína 3 e a desmogleína 1 são os alvos dos auto-anticorpos no PV. Os anticorpos anti-dsg1 e anti-dsg 3 pertencem predominantemente à subclasse IgG4 (Ding et al,1999; Kricheli et al,2000; Ayatollahi et al, 2004; David et al, 2006). Também foram detectados anticorpos anti-IgA e da subclasse IgE.

Os doentes com envolvimento predominantemente da mucosa têm anticorpos apenas contra dsg3; no entanto, uma proporção significativa de doença com predominância da mucosa também terá auto-anticorpos dsg1 (Spaeth et al,2001; Mentink et al, 2007). A apresentação fenotípica do pênfigo vulgar no que respeita ao envolvimento cutâneo generalizado e das mucosas foi atribuída à presença de auto-anticorpos desmogleína 3 e desmogleína 1, respetivamente (Amagi et al, 1999; Jamora et al, 2003; Miyagawa et al, 1999; Amagi, 2000). Uma vez que o processo acantolítico se estende até à parede do folículo piloso, os reagentes imunitários também devem ser demonstráveis na parede folicular.

- Imunofluorescência indireta:

O soro de um doente é colocado sobre uma lâmina preparada de uma estrutura epidérmica (geralmente esófago de macaco). A lâmina é depois revestida com globulina anti-humana marcada com fluoresceína. Os doentes com PV têm anticorpos anti-queratinócitos contra substâncias intercelulares que aparecem num microscópio fluorescente.

iii) Outros testes

Teste citológico

Os esfregaços de Tzanck são uma ferramenta útil para determinar a presença de células acantolíticas no pênfigo, mas não são diagnósticos. O exame dos esfregaços de Tzanck por IFD foi sugerido como um procedimento simples, rápido e indolor para o diagnóstico do pênfigo vulgar precoce (PV), através da determinação da presença de depósitos de imunoglobulina na superfície das células acantolíticas (Kabir, 2002; Aithal e Kini, 2007). A base da bolha é raspada e examinada em busca de células acantolíticas. As células acantolíticas flutuantes, arredondadas ou ovóides, têm um núcleo aumentado, hipercromático, situado central ou excentricamente. As células basais estão firmemente ligadas à lâmina basal, mas a sua ligação entre si perdeu-se, produzindo um aspeto de pedra tumular (Diretor, 1992). Em comparação com outras doenças bolhosas, são observadas relativamente menos células inflamatórias na PV.

Teste de ar comprimido

A aplicação de um jato de ar comprimido na membrana mucosa oral dos tecidos gengivais pode provocar uma cintilação dos tecidos exteriores seguida da formação de uma bolha ou de uma vesícula (Vijayakumar et al, 2012).

2:3 Tratamento e acompanhamento:

O tratamento tem como objetivo parar ou reduzir significativamente o número de bolhas. O objetivo é parar a

fase ativa (surto) e produzir uma remissão (fase de acalmia). Existem vários tipos de medicamentos utilizados

na PV. Infelizmente, não há provas suficientes (ainda) para dizer com certeza qual o tratamento que funciona

melhor. Trata-se de uma doença potencialmente fatal, com uma taxa de mortalidade de 50% aos 2 anos e de

100% aos 5 anos, se não for tratada (Rucocco et al, 2005).

2:4 Estudos DIF da pele e do cabelo no pênfigo vulgar;

A demonstração da deposição intercelular de IgG na superfície celular do queratinócito, por

imunofluorescência direta (IFD) da pele perilesional, é o padrão de ouro no diagnóstico do pênfigo, bem como

na avaliação da remissão imunológica.

Os imunodepósitos específicos do pênfigo foram previamente demonstrados na SRO e na matriz de amostras

de biopsia de folículos pilosos (Mahalingam , 2005). Schaerer e Trueb demonstraram pela primeira vez a

praticabilidade da IFD em cabelos arrancados (Schaerer e Trüeb, 2003). Conseguiram demonstrar o padrão de

IFD específico do pênfigo em 100% dos seus casos. Recentemente, a IFD do cabelo depenado demonstrou ser

um teste útil no diagnóstico do pênfigo, com uma sensibilidade que varia entre 85% e 100% (Rao et al, 2009;

Daneshpazhooh et al, 2009; Schaerer e Trueb ,2003).

Raghavendra (2013) estudou a IFD da pele perilesional e do cabelo do couro cabeludo de cinco doentes com

PV. Todos os doentes tinham doença ativa na altura da inscrição no estudo. A deposição intercelular de IgG

foi observada em todos os pacientes com IFD. No seguimento de 6 meses, a IFD cutânea era negativa em dois

doentes que estavam em remissão clínica. Mantiveram-se positivas em três doentes que apresentavam sinais

de atividade da doença. No seguimento de 12 meses, três doentes estavam em remissão clínica; a IFD do cabelo

manteve-se positiva num deles. A IFD do cabelo era positiva nos outros dois doentes que apresentavam

ulceração oral persistente.

Daneshpazhooh et al (2011) efectuaram um estudo de IFD em biópsias de pele e pêlos arrancados em 55

doentes com pênfigo vulgar que cumpriam os seguintes critérios de inclusão: ausência de qualquer lesão e

tratamento contínuo. A IFD convencional e a IFD capilar foram positivas em 28 (50,9%) e 36 (65,5%) doentes,

respetivamente. O IFC capilar teve uma sensibilidade (percentagem de doentes com IFC convencional positivo cujo IFC capilar era positivo) de 0,79 (intervalo de confiança de 95% [IC] 0,59-0,92), uma especificidade (percentagem de doentes com IFC convencional negativo cujo IFC capilar era negativo) de 0,48 (IC 95% 0,29-0.68), um valor preditivo positivo (percentagem de doentes com DIF capilar positivo cujo DIF convencional era positivo) de 0,61 (IC 95% 0,44-0,77) e um valor preditivo negativo (percentagem de doentes com DIF capilar negativo cujo DIF convencional era negativo) de 0,68 (IC 95% 0,43-0,87).

Raghavendra et al (2009), demonstraram vinte doentes consecutivos de pênfigo, independentemente de quaisquer outros critérios de inclusão ou exclusão. A deposição intercelular de IgG foi observada na SRO do cabelo anagénico em 85% dos doentes (n=17). O teste foi positivo em todos os doentes que apresentavam lesões no couro cabeludo (n=10); no entanto, também foi positivo em 7 doentes (77,7%) que não apresentavam lesões no couro cabeludo. O teste foi negativo em 3 doentes, dois dos quais eram idosos e tinham pouco cabelo no couro cabeludo. O outro doente apresentava apenas uma lesão na mucosa. O teste foi negativo no grupo de controlo.

Daneshpazhooh et al (2009) registaram uma positividade de 91% da IFD na SRO de pêlos arrancados entre 110 novos casos de pênfigo vulgar. Todos eles apresentavam os achados clínicos e histológicos típicos, bem como uma IFD positiva da mucosa oral, diagnosticada como PV. Os imunodepósitos que favorecem o PV foram demonstrados na SRO de 100 casos, mostrando uma sensibilidade de 91%.

Kumaresan et al (2010) encontraram depósitos imunológicos característicos do pênfigo na SRO dos cabelos anágenos e telógenos em todos os 50 pacientes, mas em nenhum dos 50 controlos. Foram observados resultados positivos de IFD nos cabelos do couro cabeludo, independentemente da presença de lesões no couro cabeludo dos 50 doentes com pênfigo.

Balighi et al (2006) realizaram o teste DIF em 57 casos que estavam em remissão clínica para PV, 24 doentes (42%) tiveram resultados negativos e 33 doentes (58%) tiveram resultados positivos de imunofluorescência direta. Onze doentes (46%) com resultados negativos do teste de imunofluorescência direta recaíram no primeiro ano do período de seguimento. Não foi registada qualquer outra recidiva nos doentes que foram seguidos durante mais de um ano no estudo.

Kumaresan et al (2009) relataram um caso em que encontraram um padrão DIF específico do pênfigo na SRO do cabelo telogénico, que se correlacionava com os achados DIF da pele anagénica e perilesional.

Andrei et al estudaram todos os casos de doenças imunológicas: 6 casos de PV, 4 casos de lúpus eritematoso (LE) e 1 caso de penfigoide bolhoso (PB). No grupo PV, a IgG e a C3 foram positivas a nível intercelular, num padrão caraterístico semelhante a uma rede, tanto na epiderme como na bainha exterior do folículo piloso, com uma positividade mais fraca para a C3. Nos casos LE e BP, os testes DIF em pêlos arrancados foram negativos e o DIF de pêlos arrancados não tem valor diagnóstico.

Alexandru et al (2013) referiram que a sensibilidade da IFD do cabelo anagénico em doentes com PV era de 100%, semelhante à da IFD cutânea.

Sethi et al. (1992) efectuaram a IFD em 20 doentes com pênfigo vulgar e repetiram-na em intervalos de 3 meses em cada doente em 3 ocasiões ou mais cedo nos doentes que tiveram uma recaída. A demonstração de imunoglobulinas, especialmente IgG, e de complemento no espaço intercelular através da IFD é um teste de diagnóstico muito fiável para o pênfigo, que se torna positivo logo no início e permanece positivo durante um longo período após a remissão clínica. O papel da IFD como marcador de prognóstico e indicador da atividade da doença não foi, no entanto, totalmente avaliado. Existem apenas alguns estudos que destacam a importância da IFD como marcador da atividade da doença e do prognóstico (David et al, 1989).

CAPÍTULO 3. MATERIAIS E MÉTODOS

3.1 Local e período de estudo

Este estudo foi realizado no Departamento de Patologia da Bangabandhu Sheik Mujib Medical University (BSMMU), Daca, e no Departamento de Dermatologia da BSMMU, Daca, durante o período de **setembro de 2012 a agosto de 2014, com o objetivo de** encontrar uma fonte alternativa fiável de substrato para o teste DIF na monitorização do pênfigo vulgar, determinando e comparando a sensibilidade e a especificidade do DIF da pele e dos pêlos arrancados em doentes com pênfigo vulgar em remissão clínica.

3.2 Seleção de doentes

Foi incluído neste estudo um total de 16 casos de pênfigo vulgar diagnosticados clínica, histológica e imunologicamente em remissão clínica. Os doentes foram seleccionados a partir dos dados registados no DIF sobre pênfigo vulgar do Departamento de Anatomia Patológica da BSMMU e foram acompanhados no serviço externo de Dermatologia da BSMMU. Os doentes foram seleccionados independentemente da idade e do sexo.

3.3 Informação clínica

As informações clínicas foram obtidas através de uma breve anamnese, com especial referência à idade, sexo, duração da doença, distribuição da lesão, momento do diagnóstico e duração da remissão clínica. O exame geral incluiu a pesquisa da presença ou ausência de bolhas.

Foram registadas as investigações relevantes, incluindo exames histopatológicos e de IFD anteriores. Os resultados de todas as informações clínicas e investigações relevantes foram registados em folhas de dados de acordo com o formulário prescrito (Apêndice 1).

3.4 Registo de dados

Todos os dados necessários e relevantes relativos ao doente em estudo foram registados de forma metódica e meticulosa, na medida do possível, numa folha de dados (Anexo V).

3.5 Recolha do espécime:

A remissão clínica foi definida como um estado em que não existe qualquer lesão mucosa ou cutânea, incluindo bolha, erosão, crostas ou lesão vegetativa durante pelo menos 3 meses enquanto o doente estava a receber prednisolona oral. Preenchendo os critérios, o doente foi selecionado para a recolha da amostra. Foi obtido o primeiro consentimento informado do doente. Foram obtidas amostras de biópsia de pele e de cabelo arrancado do couro cabeludo para coloração direta por imunofluorescência.

3.5.1 Biópsia de pele

Foi colhida uma amostra de biópsia excisional elíptica de espessura total da pele com pequeno tecido subcutâneo, conforme necessário, com anestesia local com lidocaína a 2%. A amostra foi colhida em solução salina normal e enviada imediatamente para exame de imunofluorescência direta.

3.5.2 Cabelo apanhado

Os cabelos foram arrancados do couro cabeludo com uma pinça de artéria com ponta de borracha após a aplicação de anestésico em spray. Foram seleccionados cerca de cinco cabelos anagénicos, transportados em solução salina normal e processados para a DIF sem seccionamento.

3.6 Tratamento e envio das amostras (apêndice II)

3.6.1 Para coloração DIF da pele

As amostras de tecido foram colhidas em solução salina normal e, após congelação rápida, foram cortadas secções de 4-5 micrómetros de espessura no crióstato (Minotome, International Equipment Company, Damon, EUA) a -20^0 c e colocadas em lâminas de vidro. Estas foram secas ao ar e mantidas a -20^0 c até à coloração. Antes da coloração, as secções foram lavadas em solução salina tamponada com fosfato e incubadas com conjugados (IgG anti-humana de coelho conjugada com FITC e C3; MEDIC, Itália) durante 30 minutos. Depois de repetidas lavagens em PBS, as secções foram montadas com um agente de montagem de glicerina tamponada e cobertas com lamelas.

3.6.2 Para coloração DIF do couro cabeludo

Em primeiro lugar, as amostras de pêlos foram colhidas numa placa de Petri e depois lavadas em solução salina tamponada com fosfato (PBS) três vezes, demorando cada lavagem dez minutos. Em seguida, as amostras de cabelo foram colocadas numa lâmina de vidro e incubadas com vários anti-soros de coelho conjugados com isotiocianato de fluoresceína (FITC) contra IgG humana e complemento 3 durante pelo menos 30 minutos. No final do procedimento, foram novamente lavadas em PBS, em três ciclos de quinze minutos cada, e dessa vez a lavagem foi efectuada sobre uma lâmina de vidro. Nessa altura, foi tomado um cuidado especial para que os cabelos não se soltassem da lâmina. Para evitar este risco, as lâminas foram colocadas numa caixa limpa com papel de seda/filtro. Após a lavagem, as lâminas foram montadas com glicerina tamponada, cobertas com lamelas e examinadas ao microscópio de fluorescência.

O resultado da DIF da pele e da ORS do pelo arrancado foi registado pelo mesmo observador e a intensidade foi arbitrariamente classificada de (+) a (+ + + +), ou negativa (-) .

3.7 Análise estatística e resultados:

A análise estatística foi efectuada utilizando o Statistical Package for Social Sciences versão 16.0 para Windows (SPSS Inc., Chicago, Illinois, EUA). Foi efectuada uma análise descritiva de todos os dados. Os valores médios e o desvio padrão foram calculados para as variáveis contínuas. As observações quantitativas foram indicadas por frequências e percentagens. O teste Kappa foi utilizado para comparar as medidas de concordância entre a DIF do cabelo e a DIF da pele. Para a validade do resultado do estudo, sensibilidade, especificidade, exatidão, valor preditivo positivo e valor preditivo negativo da IFD do cabelo na avaliação da atividade da doença do pênfigo vulgar. Um valor "p" <0,05 foi considerado significativo.

3.8 Implicações éticas: Todas as questões éticas foram discutidas com os doentes relativamente ao estudo e foi obtido o consentimento informado por escrito (Apêndice III). O protocolo de investigação foi aprovado pelo comité de revisão institucional (I.R.B.) da BSMMU, Dhaka (Anexo-VI).

<u>CAPÍTULO 4. OBSERVAÇÃO E RESULTADOS:</u>

O presente estudo foi realizado com o objetivo de encontrar uma fonte alternativa fiável de substrato para o teste DIF na monitorização do pênfigo vulgar. Foram efectuados testes DIF cutâneos e de pêlos arrancados e comparadas a sensibilidade e a especificidade. Para este efeito, foram recolhidos 16 casos dos dados registados de DIF em pênfigo vulgar do Departamento de Patologia da BSMMU e foram atendidos no departamento de Dermatologia da BSMMU para acompanhamento de **setembro de 2012 a agosto de 2014.** Foi tida em conta **a história clínica de todos os doentes, com especial referência à** idade, sexo, duração da doença, distribuição da lesão, altura do diagnóstico, duração da remissão clínica e dose de prednisolona. A presença ou ausência de bolhas foi pesquisada através de um exame geral. Foram registadas as investigações relevantes, incluindo os resultados histopatológicos e de IFD anteriores. A pele e os pêlos arrancados foram recolhidos de todos estes 16 doentes e a IFD foi efectuada.

4.1 Parâmetros demográficos da população em estudo:

Dos 16 casos estudados, observou-se que a idade variava entre os 23 e os 72 anos, com uma média de 38,94 (DP = 12,28) anos. Os doentes foram agrupados de acordo com a sua idade em décadas. A maioria dos doentes (43,75%) encontrava-se na quarta década. A maioria dos restantes encontrava-se na segunda e terceira décadas. A distribuição das idades é apresentada na figura 4.1a.

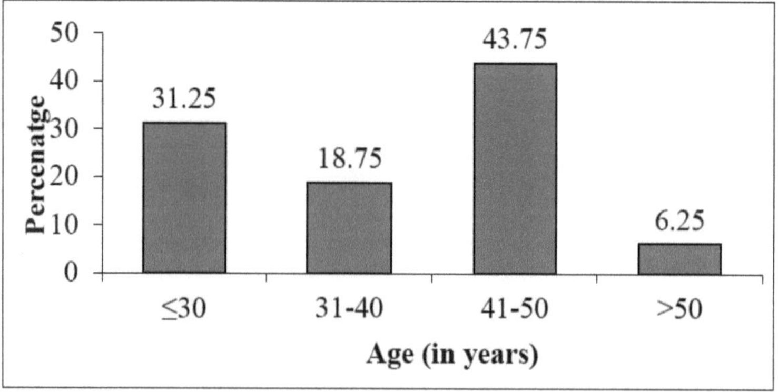

Fig 4.1a: Diagrama de barras mostrando a distribuição etária dos pacientes do estudo
Observou-se que quase dois terços (62,5%) dos doentes eram do sexo masculino e 6 (37,5%) do sexo feminino.

O rácio entre homens e mulheres era de 1,7:1. A distribuição por sexo é apresentada na figura 4.1b.

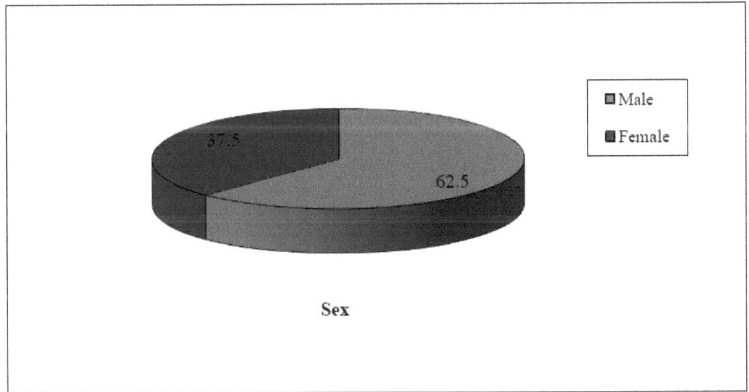

Fig 4.1b: Gráfico de pizza mostrando a distribuição por sexo dos pacientes do estudo

4.2 Duração das doenças:

Observou-se que a maioria (43,75%) dos doentes tinha uma duração de doença de 21-30 meses. A duração

média das doenças foi de 30,5±15,7 meses, com uma variação de 8 a 75 meses. Estes dados são apresentados

na tabela 4.2

Tabela 4.2: Distribuição dos doentes do estudo por duração das doenças (n=16)

Duração das doenças (meses)	Número de pacientes	Percentagem
≤ 10	1	6.25
11-20	2	12.5
21-30	7	43.75
31-40	3	18.75
>40	3	18.75
Média±SD		30.5±15.7
Intervalo(Min,max)		8,75

4.3 Duração do tratamento:

Neste estudo, a maioria (43,75%) dos doentes tinha uma duração de tratamento de 21-30 meses. A duração

média do tratamento foi de 21,3 meses (DP=19,92), com uma variação de 5 a 41 meses. A Figura 4.3 mostra

a distribuição dos doentes do estudo por duração do tratamento

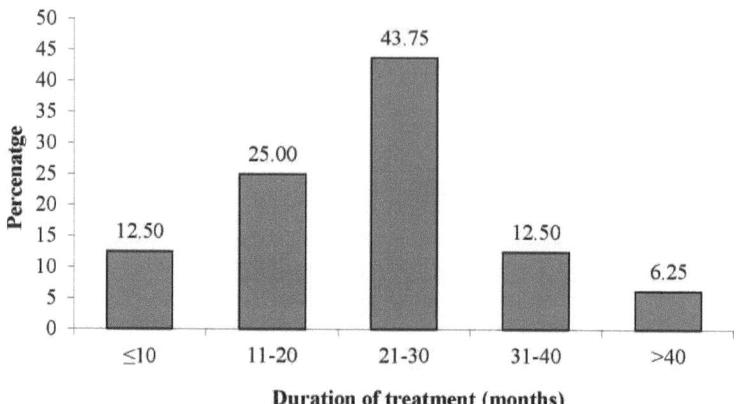

Fig. 4.3: Diagrama de barras mostrando a duração do tratamento dos pacientes do estudo

4.4 Duração da remissão clínica:

Observou-se que metade (50,0%) dos doentes tinham uma duração de remissão de 6-10 meses.

A duração média da remissão foi de 8,97±6,64 meses, com uma variação de 3 a 24 meses. A distribuição dos doentes do estudo por duração da remissão é apresentada na tabela 4.4

Tabela 4.4: Distribuição dos doentes do estudo por duração da remissão (n=16)

Duração da remissão (meses)	Número de pacientes	Percentagem
≤5	4	25.0
6-10	8	50.0
11-15	2	12.5
>15	2	12.5
Média±SD		8.97±6.64
Intervalo(Min,max)		3,24

4.5 Teste de imunofluorescência direta do cabelo e da pele:

No teste de imunofluorescência direta do cabelo (IgG), entre os 16 doentes, 13 mostraram uma deposição intercelular de IgG na bainha da raiz externa do folículo piloso, ou seja, uma IFD do cabelo positiva (Fig. 4.5a). 3 deles não mostraram tal deposição de IgG na ORS do folículo piloso, ou seja, uma IFD do cabelo negativa (Fig. 4.5b). No teste DIF da pele (IgG), entre os 16 doentes, 13 mostraram uma deposição de IgG semelhante a uma renda no espaço intercelular escamoso da epiderme, por exemplo, DIF cutâneo positivo

(Fig. 4.5c), e 3 deles não mostraram depósitos de IgG, por exemplo, DIF cutâneo negativo (Fig. 4.5d). 12 doentes eram positivos tanto na IFD do cabelo como da pele. Houve um caso em que a IFD do cabelo foi positiva (Fig. 4.5e), mas a IFD da pele foi negativa (Fig. 4.5f). Um doente era negativo no IFD capilar (Fig. 4.5g) mas positivo no IFD cutâneo (Fig. 4.5h). Dois doentes foram negativos tanto no teste DIF capilar como no cutâneo.

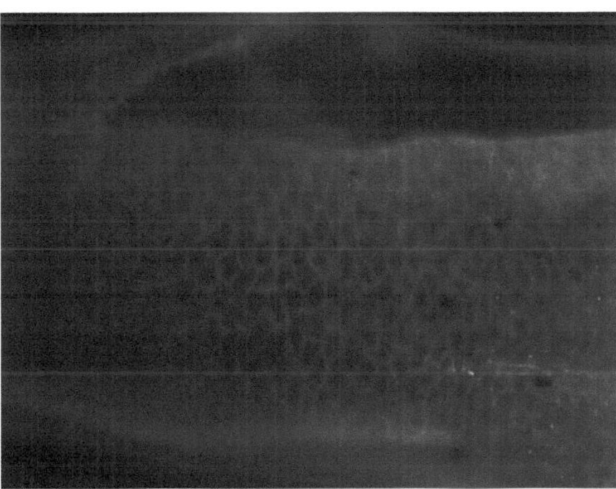

Figura 4.5a: Cabelo corado por DIF mostrando deposição de IgG intercelular na bainha da raiz externa do folículo piloso (caso n.º 10, x400)

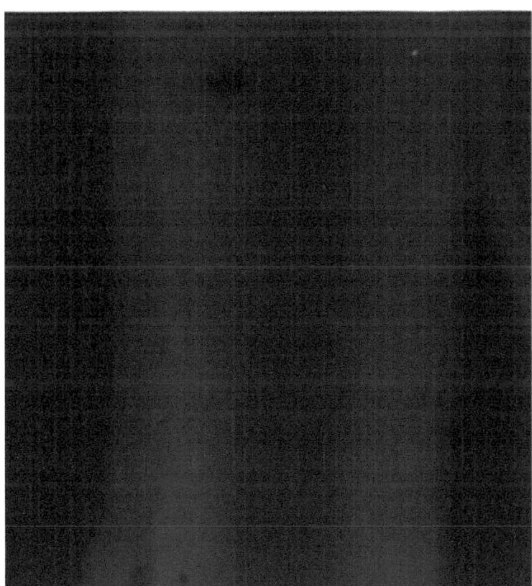

Figura 4.5b: Cabelo corado por DIF não mostrando deposição de IgG intercelular na bainha da raiz externa do folículo piloso (caso n.º 04, x 200)

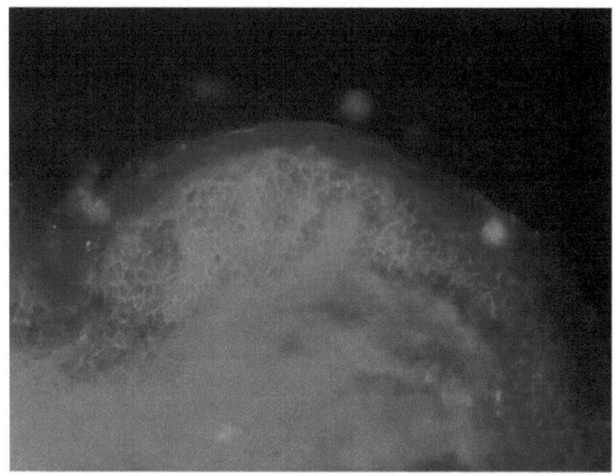

Figura 4.5c: biópsia de pele corada pela técnica de imunofluorescência direta mostrando uma deposição de IgG em forma de renda na substância intercelular escamosa da epiderme (caso n.º 10, x 200)

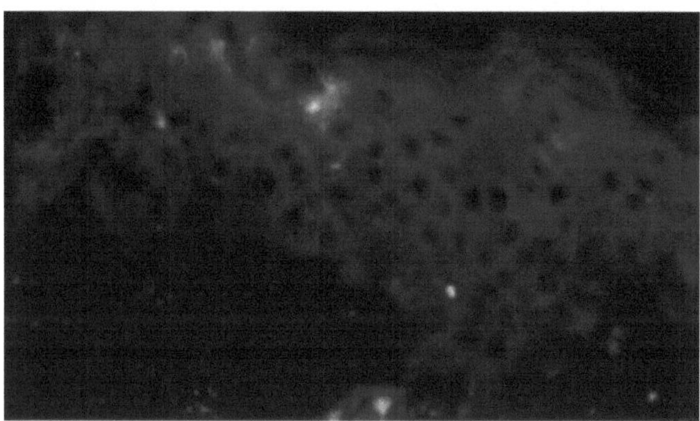

Figura 4.5d: Biópsia de pele corada por DIF não mostrando deposição de IgG no espaço intercelular (caso n.º 04, x 200)

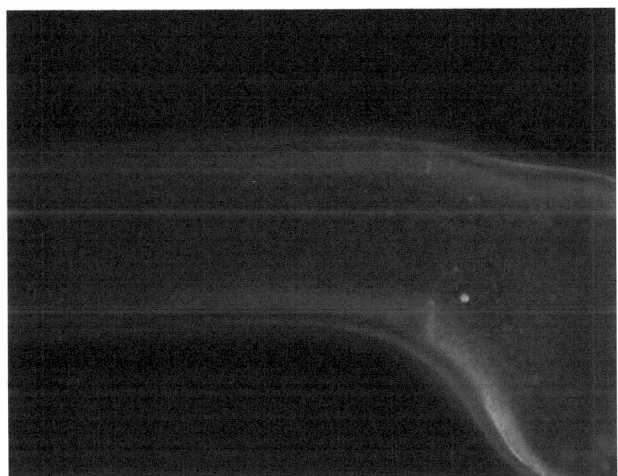

Figura 4.5e: Cabelo corado por DIF mostrando deposição intercelular de IgG (+) na bainha da raiz externa do folículo piloso (caso n.º 14, x 200)

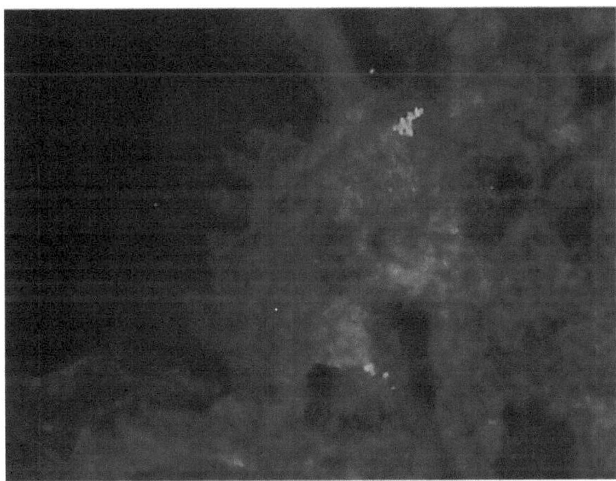

Figura 4.5f: Biópsia de pele corada por DIF não mostrando deposição de IgG no espaço intercelular (caso n.º 14, x 200)

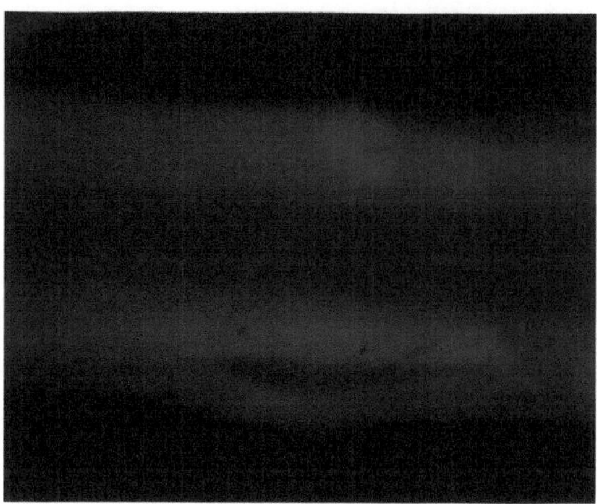

Figura 4.5g: Cabelo corado por DIF não mostrando deposição de IgG intercelular na bainha da raiz externa do folículo piloso (caso n.º 07, x 200)

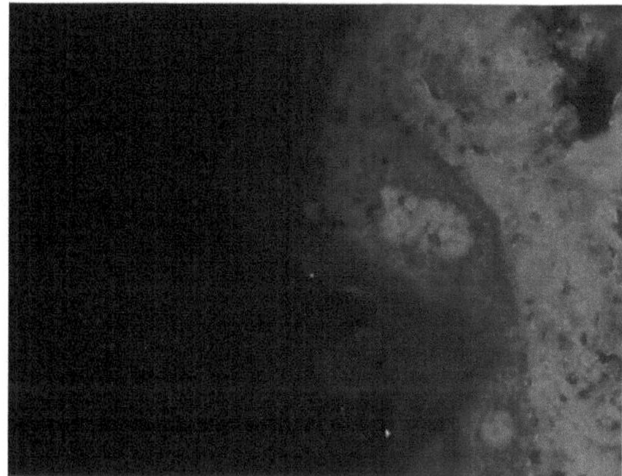

Figura 4.5h: biópsia de pele corada pela técnica de imunofluorescência direta que mostra uma deposição de IgG em forma de renda na substância intercelular escamosa da epiderme (caso n.º 07, DIFx 200)

Na IFD da pele para c3, 3 (18,25%) doentes tiveram um resultado fracamente positivo e 13 (81,25%) tiveram um resultado negativo. A IFD do cabelo para C3 dos doentes do estudo mostrou um resultado negativo em todos (100%) os casos.

4.6 Resultados da DIF da pele e do cabelo:

O resultado da DIF da pele e do cabelo foi registado como fortemente positivo (+++), moderadamente positivo (++), fracamente positivo (+) e negativo (-) (Quadro 4.6)

Tabela 4.6: Distribuição dos doentes do estudo por DIF do cabelo e da pele (Ig G)

	DIF do cabelo (Ig G)	DIF da pele (lg G)

Fortemente positivo(+++)	0	0
Moderadamente positivo(++)	1	1
Fracamente positivo (+)	12	12
Negativo(-)	3	3

4.7 Sensibilidade, especificidade e valor preditivo da DIF capilar:

A DIF convencional é conhecida como o melhor método para avaliar a remissão imunológica no PV e foi utilizada como padrão de ouro na análise estatística com a qual a DIF capilar foi comparada. Dos 16 doentes com pênfigo em remissão clínica, 02 apresentaram um resultado negativo verdadeiro na DIF, ou seja, a DIF foi negativa tanto na pele como no cabelo. 12 doentes apresentaram um resultado positivo verdadeiro, ou seja, a DIF foi positiva tanto na pele como no cabelo. Um deles era falso positivo, por exemplo

A DIF foi positiva na pele mas negativa no cabelo. Um deles era falso negativo, por exemplo, a IFD era negativa na pele mas positiva no cabelo. A Tabela 4.7a mostra a distribuição da frequência da imunofluorescência direta convencional e capilar em doentes com pênfigo em remissão clínica.

Tabela 4.7a: Comparação entre o DIF da avaliação do cabelo e o DIF da avaliação da pele em doentes com pênfigo vulgar em remissão clínica (n=16)

DIF do cabelo	DIF da pele	
	Positivo (n=13)	Negativo (n=3)
Positivo (n=13)	12 (Verdadeiro positivo)	1 (Falso positivo)
Negativo (n=3)	1 (Falso negativo)	2 (Verdadeiro negativo)
Total (n-16)	13	3

s=significativo

Medidas de concordância Valor Kappa 0,590, valor p 0,018

Kappa	Interpretação
< 0	Mau acordo
0.0 - 0.20	Ligeiro acordo
0.21 - 0.40	Acordo justo
0.41 - 0.60	Acordo moderado
0.61 - 0.80	Acordo substancial

0.81 - 1.00	Acordo quase perfeito

DIF da avaliação do cabelo para doentes com pênfigo vulgar em remissão clínica, 12 casos verdadeiros positivos, um caso falso positivo, um caso falso negativo e 2 casos verdadeiros negativos na identificação por DIF da pele. Os resultados da análise dos intérpretes são Kappa = 0,590 com p<0,05. Esta medida de concordância, embora estatisticamente significativa, é uma concordância moderada entre.

Foram calculados a sensibilidade do hair DIF (ou seja, a percentagem de doentes com um hair DIF convencional positivo cujo hair DIF era positivo), a especificidade do hair DIF (ou seja, a percentagem de doentes com um DIF convencional negativo cujo hair DIF era negativo), o valor preditivo positivo do hair DIF (ou seja, a percentagem de doentes com um hair DIF positivo cujo DIF convencional também era positivo) e o valor preditivo negativo do hair DIF (ou seja, a percentagem de doentes com um hair DIF negativo cujo DIF convencional também era negativo) (Figura 4.7b). O valor preditivo positivo permite-nos saber qual é a probabilidade de o doente não estar em remissão imunológica se o seu hair DIF for positivo. O valor preditivo negativo permite-nos saber qual é a probabilidade de o doente estar em remissão imunológica se o DIF do cabelo for negativo.

Tabela 4.7b: Sensibilidade, especificidade, exatidão, valores preditivos positivos e negativos do DIF da avaliação do cabelo em doentes com pênfigo vulgar em remissão clínica.

Teste de validade	Percentagem	IC95% (inferior-superior)
Sensibilidade	0.923	(0.79-1.05)
Especificidade	0.667	(0.44-0.90)
Exatidão	0.875	(0.71-1.04)
Valor preditivo positivo	0.923	(0.79-1.05)
Valor preditivo negativo	0.667	(0.44-0.90)

A validade do DIF da avaliação cutânea para doentes com pênfigo vulgar em remissão clínica foi correlacionada. O DIF capilar teve uma sensibilidade de 0,923 (intervalo de confiança de 95% [IC] 0,79-1,05), uma especificidade de 0,667 (IC 95% 0,44-0,90), uma exatidão de 0,875 (IC 95% 0,71-1,04), um valor preditivo positivo de 0,923 (IC 95% 0,79-1,05) e um valor preditivo negativo de 0,667 (IC 95% 0,44-0,90).

CAPÍTULO 5. DEBATE

O objetivo da terapêutica no pênfigo é alcançar a remissão clínica e imunológica. A remissão clínica é alcançada na maioria dos doentes com agentes imunossupressores. A decisão de gestão mais difícil é como manter a remissão com o menor número de medicamentos. Embora muitas autoridades em pênfigo se baseiem no estado clínico para descontinuar o tratamento, a avaliação da remissão imunológica por IFD tem os seus próprios defensores. De facto, muitos estudos demonstraram que a taxa de recaída em doentes em remissão clínica após a interrupção da terapêutica era mais elevada quando a DIF era positiva. (Ratnam e Pan,1994; Balighi et al, 2006). Assim, o tratamento deve ser continuado nos doentes com resultados positivos de DIF. Por outro lado, o DIF negativo repetido durante a remissão é um possível marcador de cura aparente da doença, pelo que o tratamento pode ser interrompido nesse grupo de doentes (David et al, 1989). Os doentes em remissão podem recusar-se a efetuar biopsias cutâneas repetidas. O presente estudo foi realizado com o objetivo de encontrar uma fonte alternativa fiável de substrato para o teste DIF na monitorização do pênfigo vulgar.

No presente estudo foram incluídos 16 casos de pênfigo vulgar em remissão clínica, diagnosticados clínica, histológica e imunologicamente. Foram colhidos pêlos anagénicos do couro cabeludo e biópsias da pele perilesional, tendo sido efectuada uma comparação entre ambos através da DIF.

Neste estudo, a principal faixa etária envolvida foi a quarta década. Sete casos (43,75) pertencem a este grupo. A faixa etária variou entre os 23 e os 72 anos, com uma idade média de 38,94 (DP = 12,28) anos. O rácio entre homens e mulheres foi de 1,7:1. Estes resultados diferem dos de Rao et al (2009) e Daneshpazhooh et al (2011), em que a idade média rondava os 45 anos e o género feminino era superior ao masculino. Esta diferença pode dever-se à pequena dimensão da amostra.

O pênfigo vulgar é uma doença autoimune com formação de bolhas. Neste estudo, a duração da doença variou entre 8 e 75 meses, com uma duração média de 30,5 (DP±15,7) meses. Daneshpazhooh et al (2011) observaram no seu estudo uma duração média da doença de 69 (DP±50) meses, com uma variação de 24 a 240 meses. Essa diferença pode ser devida ao grande tamanho da amostra e ao longo tempo de acompanhamento repetido.

No presente estudo, a duração média da remissão foi de 8,97 (DP±6,64) meses, com uma variação de 3 a 24 meses. Balighi et al (2006) descreveram uma duração média de remissão da doença de 8,4 meses, com uma variação de 3 a 8 meses. Estes dados estão correlacionados com os nossos resultados.

Neste estudo, no teste de imunofluorescência direta do cabelo (IgG), entre os 16 doentes, 13 (81,25%) eram positivos e 3 (18,75%) eram negativos. No teste de imunofluorescência direta da pele (IgG), entre os 16 doentes, 13 (81,25%) eram positivos e 3 (18,75%) eram negativos. 12 doentes foram positivos tanto na DIF do cabelo como da pele, sendo considerados verdadeiros positivos. Registou-se um caso de falso positivo cuja IFD capilar foi positiva, mas a IFD cutânea foi negativa. Um doente era falso negativo, com DIF capilar negativo, mas positivo no DIF cutâneo. Dois doentes eram verdadeiros negativos, ou seja, negativos tanto no teste DIF capilar como no cutâneo.

Schaerer e Trueb (2003) demonstraram pela primeira vez a praticabilidade da utilização da DIF em cabelos depenados e conseguiram demonstrar a presença do padrão DIF específico do pênfigo nas SRO de todos os seus 15 (100%) doentes com pênfigo. Rao et al (2009) encontraram 85% de positividade da DIF na SRO de cabelos anagénicos arrancados. Daneshpazhooh et al (2011) registaram 91% de positividade de DIF na SRO de pêlos arrancados de 110 doentes com PV. No nosso estudo, o padrão de DIF na SRO do cabelo anagénico foi de 81,25%, o que é quase semelhante a outros estudos.

Danesgpazhooh et al (2009) verificaram que a sensibilidade da IFD capilar em 110 doentes com PV não tratado e IFD positiva na biopsia da mucosa oral era de 0,91. Rao R et al (2009) encontraram uma sensibilidade de 0,85 para a IFD capilar no pênfigo ativo. Noutro estudo, Daneshpazhooh et al (2011) descreveram a sensibilidade da IFD capilar como 0,79 e uma especificidade de 0,48.

Neste estudo, comparámos a DIF de pêlos arrancados e a DIF convencional para avaliar a remissão imunológica. O que é importante neste contexto é não parar os esteróides enquanto o doente ainda não estiver em remissão imunológica. Por outras palavras, os falsos negativos têm de ser mínimos. Por conseguinte, a sensibilidade é importante neste contexto para evitar a descontinuação prematura do medicamento e a recaída. Neste estudo, encontrámos apenas um caso com um resultado falso negativo. A sensibilidade do DIF de pêlos arrancados foi de 0,92. Embora relativamente elevado, o valor foi inferior ao registado por Schaerer e Trueb (2003), que foi de 1 (100%). Daneshpazhooh et al (2009) encontraram uma sensibilidade do DIF do cabelo depenado de 0,91, que era comparável à do presente estudo. No nosso estudo, a sensibilidade do DIF de pêlos arrancados e da biopsia cutânea efectuada em doentes que se encontravam em remissão clínica foi a mesma. No estudo de Daneshpazhooh et al (2011), o valor preditivo positivo da DIF de pêlos arrancados foi de 0,61 e o valor preditivo negativo foi de 0,68. No presente estudo, o valor preditivo positivo é de 0,92 e o valor preditivo negativo é de 0,66. Todos estes dados estatísticos são comparáveis com estudos recentes e suficientemente significativos.

Neste estudo, dos 16 doentes, sete tinham história de envolvimento do couro cabeludo em qualquer fase da doença. A positividade da IFD em doentes com ou sem envolvimento do couro cabeludo não foi significativamente diferente. Schaerer e Trueb (2003) encontraram cinco casos que apresentavam envolvimento do couro cabeludo num total de 15 casos e a IFD capilar foi positiva em todos os seus doentes, independentemente do envolvimento do couro cabeludo. Assim, a lesão do couro cabeludo não é um pré-requisito para efetuar a IFD do cabelo no doente com pênfigo vulgar.

O pênfigo vulgar pode ser controlado com tratamento na maioria dos casos, mas é difícil manter o controlo com o mínimo de medicação. Foi relatada a ocorrência de remissão a longo prazo de toda a terapêutica em 10 a 75% dos doentes (Mourellou, 1995). A diferenciação entre o controlo clínico da doença induzido por medicamentos na presença de auto-anticorpos e a inatividade imunológica pode ajudar-nos a detetar o subgrupo de doentes que mantém a remissão clínica após a interrupção do tratamento. No entanto, a inatividade imunológica da doença também pode ser induzida por medicamentos e, mesmo nestes doentes, pode ocorrer uma recaída após a interrupção da terapêutica. Além disso, a remissão imunológica da doença após a interrupção dos medicamentos não indica necessariamente uma cura. De acordo com um relatório anterior, muitos doentes com resultados negativos de IFD (73,3%) permaneceram em remissão clínica após a interrupção do tratamento. Todos os doentes com resultados DIF positivos durante a remissão tiveram uma recaída no prazo de 3 meses após a interrupção do tratamento. (Rantam et al, 1994).

Assim, os resultados da IFD podem ser indicativos de uma nova regressão ou de uma exacerbação eminente. A terapêutica deve ser continuada em doentes com resultados positivos de DIF para evitar recaídas (Balighi et al,2006). Por outro lado, o tratamento pode ser interrompido no grupo de doentes que apresentam resultados negativos repetidos na DIF durante a remissão, o que indica uma cura aparente da doença. David et al (1989) estudaram 24 doentes com PV e o tratamento foi interrompido em sete doentes com resultados negativos repetidos da IFD. Um em cada sete doentes (14%) teve uma recaída num período de seguimento de 14 meses.

Os doentes necessitam de efetuar repetidamente testes de IFD durante o diagnóstico e no acompanhamento após a remissão clínica para terem a certeza da remissão imunológica. A IFD da pele continua a ser a norma de ouro para o diagnóstico do pênfigo vulgar. Mas os doentes em fase de remissão podem não concordar em efetuar biópsias cutâneas repetidas, uma vez que se trata de um procedimento invasivo. A IFD do cabelo pode ser uma escolha ideal de substrato, uma vez que é um teste simples e não invasivo com um grau igual de sensibilidade e especificidade.

<u>CAPÍTULO 6. RESUMO E CONCLUSÃO</u>

6.1 Resumo:

O pênfigo vulgar é uma doença autoimune bolhosa muito grave. Os doentes necessitam de uma terapia imunossupressora prolongada. O objetivo da terapêutica é conseguir uma remissão clínica e imunológica. A remissão clínica é geralmente alcançada após alguns meses de terapia imunossupressora, mas se o tratamento for interrompido antes da remissão imunológica completa, as probabilidades de recaída são maiores. A IFD da pele é o teste padrão de ouro para o diagnóstico e para ver o estado imunológico na fase de monitorização da doença. A IFD da pele é um procedimento invasivo, pelo que os doentes em fase de remissão podem não concordar em efetuar biópsias cutâneas repetidas. Este estudo foi realizado para descobrir uma fonte alternativa fiável de substrato para o teste DIF na monitorização do pênfigo vulgar.

Neste estudo foram incluídos 16 casos diagnosticados de pênfigo vulgar em remissão clínica. Foram colhidos cabelos anagénicos do couro cabeludo e biópsia da pele. A IFD do cabelo e da pele foi efectuada e comparada.

Entre os 16 doentes, a IFC capilar foi positiva em 13 doentes e a IFC cutânea também foi positiva em 13 doentes. 12 doentes eram positivos e dois eram negativos tanto na DIF cutânea como na capilar. Um caso apresentava DIF capilar positiva, mas negativa na DIF cutânea. Um caso teve DIF cutâneo positivo, mas negativo no DIF capilar. Neste estudo, a sensibilidade do hair DIF foi de 0,923 (intervalo de confiança de 95% [IC] 0,79-1,05), uma especificidade de 0,667 (IC 95% 0,44-0,90), uma exatidão de 0,875 (IC 95% 0,71-1,04), um valor preditivo positivo de 0,923 (IC 95% 0,79-1,05) e um valor preditivo negativo de 0,667 (IC 95% 0,44-0,90). Estes valores estatísticos são suficientemente elevados e comparáveis com outros estudos.

6.2 Conclusão:

Este estudo provou o valor do pelo arrancado como um substrato adequado para a IFD para a monitorização da doença do PV. Para além da sua sensibilidade relativamente elevada, a IFD do pelo é um teste simples, específico e não invasivo e oferece a oportunidade de evitar biópsias cutâneas repetidas em doentes com pênfigo vulgar.

CAPÍTULO 7. LIMITAÇÕES

As principais limitações deste estudo foram a pequena dimensão da amostra devido à curta duração do período de estudo e à baixa incidência. A maioria dos doentes com pênfigo vulgar em remissão clínica está menos sensibilizada para o acompanhamento e não está disposta a submeter-se a uma nova biopsia.

Fizemos um único acompanhamento dos doentes. É necessário um acompanhamento repetido para ver a atividade da doença e para chegar a uma conclusão sobre a validade do teste DIF capilar em comparação com o teste DIF cutâneo.

Neste estudo não houve um grupo de controlo, o que foi necessário para o tornar mais válido e autêntico.

Devido à falta de experiência prévia, tivemos dificuldade em processar o cabelo para o teste DIF.

CAPÍTULO 8. RECOMENDAÇÕES

São necessários estudos de maior dimensão com amostras grandes e um acompanhamento prolongado para validar a IFD do cabelo em comparação com a IFD da pele para a monitorização da atividade da doença do pênfigo vulgar. A DIF do cabelo telogénico pode ser comparada com a do cabelo anagénico para o diagnóstico ou a monitorização do pênfigo vulgar. É possível analisar o papel do teste DIF capilar no diagnóstico ou na monitorização de outras doenças bolhosas.

BIBLIOGRAFIA:

Ackermann AB. Pênfigo vulgar suprabasal. In: Ackermann AB, ed. Histological Diagnosis of Inflammatory Skin Disease. Um método de análise de padrões. Philadelphia: Lea and Febiger, 1978: 525-529.

haplótipos do complexo de viabilidade e genes de classe II em doentes não judeus com pênfigo vulgar. *Proc Natl Acad Sci U S A*. Jun 1 1991;88(11):5056-60.

Aithal V, Kini U. Papel da imunofluorescência direta em esfregaços de Tzank no pênfigo vulgar. Diagn Cytopathol. 2007;35:403-407.

Amagai M, Klaus-Kortun V, Stanley FR. Autoanticorpos contra uma nova caderina epitelial no pênfigo vulgar, uma doença de adesão celular. Célula 1991; 67: 869-877.4

Amagai M, Tsunoda K, Zillikens D, et al. O fenótipo clínico do pênfigo é definido pelo perfil de auto-anticorpos anti-desmogleína. J Am Acad Dermatol 1999; 40:167-70.

Amagai M. Towards a better understanding of pemphigus autoimmunity (Para uma melhor compreensão da autoimunidade do pênfigo). Br J Dermatol 2000;143:237-8.

Ayatollahi M, Joubeh S, Mortazavi H, et al. IgG4 como autoanticorpo predominante no soro de doentes com estado ativo de pênfigo vulgar. J Eur Acad Dermatol Venereol 2004;18:241-2.

Balighi K, Taheri A, Mansoori P, Chams C. Value of direct immunofluorescence in predicting remission in pemphigu vulgaris. Int J Dermatol 2006;45:1308-11

Bascones-Martinez A, Figuero-Ruiz E, Esparza-Gomez GC (2005) Oral ulcers. Med Clin (Barc) 125: 590-597

Ben Lagha N, Poulesquen V, Roujeau JC, Alantar A, Maman L (2005) Pemphigus vulgaris: uma atualização baseada em casos. J Can Dent Assoc 71: 667-672.

Beutner EH, Jordan RE. Demonstração de anticorpos cutâneos em soros de doentes com pênfigo vulgar por coloração imunofl uorescente indireta. *Proc Soc Exp Bio Med,* 117, 1964, 505-510.

Byrne et al., 2002. Byrne C, Hardman M, Nield K: Covering the limb - formation of the integument (Cobrindo o membro - formação do tegumento). *J Anat* 2002; 1:113-124.

Cruz PD Jr, Coldiron BM, Sontheimer RD. Características simultâneas de lúpus eritematoso cutâneo e pênfigo eritematoso após miastenia gravis e timoma. *J Am Acad Dermatol.* Feb 1987;16(2 Pt 2):472-80.

Da Silva K, Mandel L Manifestação precoce de pênfigo vulgar. Um relato de caso. N Y State Dent J 2007;73:42-44.

Dagistan S, Goregen M, Miloglu O, Cakur B Pênfigo vulgar oral: relato de um caso com revisão da literatura. J Oral Sci 2008; 50: 359-362.

David M, Weissman V, Ben A, et al. The usefulness of immunofluorescent tests in pemphigus patients in clinical remission Br J Dermatol 1989; 120: 391-4

David M, Katzenelson V, Mimouni D, et al. A distribuição das subclasses de IgG do pênfigo vulgar em doentes com doença ativa. J Eur Acad Dermatol Venereol 2006;20:232.

Ding X, Aoki V, Mascaro JM Jr, et al. O pênfigo vulgar mucoso e mucocutâneo (generalizado) apresenta perfis de auto-anticorpos distintos. J Invest Dermatol 1997;109:592-6

Ding X, Diaz LA, Fairley JA, et al. Os auto-anticorpos anti-desmogleína 1 nos soros de pênfigo vulgar são patogénicos. J Invest Dermatol 1999;112: 739-43.

Diretor W. Pemphigus vulgaris: um estudo clinicopatológico. *Arch Dermatol Syphilol* 1992;65:155-169.

Emmerson RW, Wilson Jones E. Eosinophilic spongiosis in pemphigus. *Arch Dermatol.* 1968;97:252-257.

Firooz A, Mazhar A, Ahmed AR. Prevalência de doenças auto-imunes nos membros da família de doentes com pênfigo vulgar. *J Am Acad Dermatol.* Sep 1994;31(3 Pt 1):434-7.

Greenberg MS, Glick M. In: Burket's Oral Medicine Diagnosis and Treatment 10th ed., New York. Nova Iorque: BC Decker, 2003.

Harman KE, Gratian MJ, Bhogal BS, et al . Um estudo dos auto-anticorpos desmogleína 1 no pênfigo vulgar: diferenças raciais na frequência e a associação com um fenótipo mais grave. Br J dermatol 2000; 143(2):343-348.

Hashimoto K, Lever WF. Um estudo microscópico eletrónico do pênfigo vulgar da boca e da pele, com especial referência ao cimento intercelular. *J Invest Dermatol* 1967; 48: 540-552.

Herbst A, Bystryn JC. Padrões de remissão no pênfigo vulgar. J Am Acad Dermatol 2000; 42:422-427

Jamora MJJ, Jiao D, Bystryn JC. Anticorpos contra a desmogleína 1 e 3 e o fenótipo clínico do pênfigo vulgar. J Am Acad Dermatol 2003;48:976-7.

Kabir AKMN, Diagnosis of blistering diseases of skin- role of histopathology immunofluorescence and Tzanck smear. Tese de mestrado, Universidade Médica Bangabandhu Sheikh Mujib, Dhaka, 2002.

Kricheli D, David M, Frusic-Zlotkin M, et al. A distribuição das subclasses de IgG do pênfigo vulgar e a sua reatividade com a desmogleína 3 e 1 em doentes com pênfigo e nos seus familiares de primeiro grau. Br J Dermatol 2000;143:337-42.

Korman N. Pemphigus.J Am Acad Dermatol.1988;18:1219.

Korman NJ, Eyre RW, Zone J, etal, Drug-induced pemphigus: autoanticorpos dirigidos contra os complexos de antigénio do pênfigo estão presentes no pênfigo induzido por penicilamina e captopril. J Invest Dermatol. 1991;96:273.

Kumaresan M, Rai R, Sandhya V. Imunofluorescência da SRO: uma ajuda ao diagnóstico no pênfigo. Associação Britânica de Dermatologistas - Dermatologia Clínica e Experimental 2010; 36:298-301.

Landau M, Brenner S. Histopathologic findings in drug-induced pemphigus (Achados histopatológicos no pênfigo induzido por drogas). *Am J Dermatopathol.* 1997;19:411-414.

Lombardi ML, Mercuro O, Ruocco V, et al. Alelos comuns do antigénio leucocitário humano em doentes italianos com pênfigo vulgar e pênfigo foliáceo. *J Invest Dermatol.* Jul 1999;113(1):107-10.

Matzner Y, Erlich HA, Brautbar C, et al. Alelos HLA idênticos de classe II predispõem para pênfigo vulgar idiopático e desencadeado por fármacos. *Ata Derm Venereol* Jan 1995;75(1):12-4.

Mentink LF, de Jong MCJM, Kloosterhuis GJ, et al. Coexistência de anticorpos IgA para desmogleínas 1 e 3 em pênfigo vulgar, pênfigo foliáceo e pênfigo paraneoplásico. Br J Dermatol 2007;156:635-41.

Miyagawa S, Amagai M, Iida T, et al. Desenvolvimento tardio de anticorpos antidesmogleína 1 no pênfigo vulgar: correlação com a progressão da doença. Br J Dermatol 1999;141:1084-7.

MontgomeryH. Dermatoses bolhosas. In:MontgomeryH, ed. Dermatopathology. Nova Iorque: Harper&Row,

1967:141-176

Mourellou O, Chaidemenos GC, Koussidou T, et al. O tratamento do pênfigo vulgar. Experiência com 48 pacientes atendidos num período de 11 anos. Br J Dermatol 1995;133:83-87.

Moy R, Jordon RE. Imunopatologia no pênfigo. *Clin Dermatol.* 1983;1:72-81.

Oshima H, Rochat A, Kedzia C, et al. Morphogenesis and renewal of hair follicles from adult multipotent stem cells (Morfogénese e renovação de folículos pilosos a partir de células estaminais multipotentes adultas). Cell 2001; 104: 233-245.

Osteen FB, Wheeler CE, Briggaman RA, et al. Pênfigo foliáceo: aparência clínica inicial como dermatite herpetiforme com espongiose eosinofílica. *Arch Dermatol.* 1976;112:1148-1152.

Pisanti S, Sharav Y, Kaufman E, Posner LN. Pemphigus vulgaris: incidência em judeus de diferentes grupos étnicos, de acordo com a idade, sexo e lesão inicial. *Oral Surg Oral Med Oral Pathol.* Sep 1974;38(3):382-7.

Pissani M, Ruocco V. Pênfigo induzido por drogas. Clin Dermatol 1986;4:118

Randall VA, Botchkareva NV. A biologia do crescimento do cabelo. In: Ahluwalia GS, ed. Cosmetic Application of Laser and Light-Based System. Norwich, NY: William Andrew Inc., 2009: 3-35.

Ratnam KV, Pang BK. Pênfigo em remissão: valor da imunofluorescência negativa no tratamento. J Am Acad Dermatol 1994;30: 547-550.

Reohr PB, Mangklabruks A, Janiga AM, DeGroot LJ, Benjasuratwong Y, Soltani K. Pênfigo vulgar em irmãos: HLA-DR4 e HLA-DQw3 e suscetibilidade ao pênfigo. *J Am Acad Dermatol.* agosto de 1992;27(2 Pt 1):189-93.

Rogers GE. Hair follicle differentiation and regulation (diferenciação e regulação do folículo piloso). Int J Dev Biol 2004; 48: 163170.

Ruocco E, Baroni A, Wolf R, Ruocco V (2005) Dermatoses bolhosas com risco de vida: Pênfigo vulgar. Clin Dermatol 23: 223-226.

Wilson CL, Dean D, Wojnorowska F. Pemphigus and the terminal hair follicle. J Cutan Pathol 1991; 18: 428-431.

Sinha AA, Brautbar C, Szafer F, et al. Um alelo HLA DQ beta recentemente caracterizado associado ao pênfigo vulgar. Science. 26 de fevereiro de 1988;239(4843):1026-9.

Sirois DA, Fatahzadeh M, Ettlin D. Diagnostic patterns and delays in pemphigus vulgaris: experience with 99 patients. *Arch Dermatol.* 2000;136:1569-1570 Smolle J, Kerl H. Pitfalls in the diagnosis of pemphigus vulgaris. *Am JDermatopathol.* 1984;6:429-435.

Spaeth S, Riechers R, Borradori L, et al. Autoanticorpos IgG, IgA e IgE contra o ectodomínio da desmogleína 3 no pênfigo vulgar ativo. Br J Dermatol 2001;144:1183-8.

Sperling LC. Anatomia e arquitetura normais do cabelo. In: Sperling LC, ed. An Atlas of Hair Pathology. New York: The Parthenon Publishing Group, 2003: 113.

Szafer F, Brautbar C, Tzfoni E, et al. Deteção de polimorfismos de comprimento de fragmentos de restrição específicos da doença no pênfigo vulgar ligado aos alelos DQw1 e DQw3 da região HLA-D. Proc Natl Acad Sci U S A. Sep 1987;84(18):6542-5.

Vijayakumar S, alkehya P, Sasikala M, Dharak R. Pemphigus Vulgaris-A short review. Jornal Internacional de Investigação Pré-Clínica e Farmacêutica. 2012;3:64-72.

Weedon D. O padrão de reação vesiculobolhoso. Em: Weedon D, ed. Skin Pathology, 2nd edn. Edinburgh: Churchill-Livingstone, 2002: 129-192.

Wilson CL, Dean D, Wojnarowska F. Pemphigus and the terminal hair follicle. J Cutan Pathol. 1991;18:428-431.

Wilson C, Wojnarowska F, Mehra NK, Pasricha JS. Pemphigus in Oxford, UK, and New Delhi, India: a comparative study of disease characteristics and HLA antigens. Dermatology. 1994;189 Suppl 1:108-10.

Wu H, Stanley JR, Cotsarelis G. A expressão do isótipo da Desmogleína no folículo piloso e nos seus quistos está correlacionada com o tipo de queratinização e o grau de diferenciação. J Invest Dermatol. 2003;120:1052-1057.

Younus J, Ahmed AR, A relação do pênfigo com a neoplasia. J Am Acad Dermatol.1990;23:498.

APÊNDICE - I

Folha de recolha de dados

Título: Papel da imunofluorescência direta na bainha da raiz externa do folículo piloso na monitorização da atividade da doença do pênfigo vulgar

Número do processo: Número do laboratório: Data

1. Dados do paciente:

- Nome:

- Idade:

- Sexo:

- Endereço:

- Profissão:

- Data do primeiro diagnóstico:

2. Duração das doenças:

3. Envolvimento do couro cabeludo:

4. Duração do tratamento:

5. Duração da remissão:

6. Diagnóstico diferencial:

7. Diagnóstico histológico:

8. Anterior Achados de imunoflurescência direta da pele :

9. Achados de imunoflurescência direta:

	DIF da pele					DIF de pêlos arrancados			
	Negativo (-)	Fracamente Pos (+)	Mod pos (++)	Str pos (+++)		Negativo (-)	Fracamente pos (+)	Mod pos (+ +)	Str pos (+ ++)
Ig G					Ig G				

C_3					C_3				

10. Diagnóstico:

Patologista consultor:

<u>APÊNDICE - II</u>

A. PREPARAÇÃO DE CORANTES E PRODUTOS QUÍMICOS

Para coloração por imunofluorescência:

a) Solução salina tamponada com fosfato (PBS)

Ingredientes:

Cloreto de sódio	8 ,5 g
Hidrogenofosfato de sódio (anidro) (Na_2HPO_4)	1.07 g
Di-hidrogenofosfato de sódio ($NaH_2PO_4,2H_2O$)	0,39 g
Água destilada	1 litro

N.B. pH   7,2 ajustado com

IN Hidróxido de sódio (40 g de hidróxido de sódio dissolvidos em 1 litro de solução) ou ácido clorídrico a 10% (10 ml de HCL concentrado, 90 ml de água destilada).

Procedimento: Começou-se por medir separadamente, numa balança, o peso exato do cloreto de sódio, do hidrogenofosfato dissódico e do di-hidrogenofosfato de sódio. Estes foram então adicionados a água destilada para perfazer um volume total de 1000 ml num balão e misturados cuidadosamente. Em seguida, o pH da solução foi ajustado ao nível desejado. Atualmente, utiliza-se uma solução-mãe disponível no mercado.

b) Antisoros:

São utilizadas IgG e C_3 de coelho anti-humano conjugadas com isotiocianato de fluoresceína (FITC), preparadas comercialmente.

c) Diluição de anticorpos (IgG e C3)

190 micro litros de PBS

+   } 1: 20

10 micro litros Anticorpo

d) Montagem em glicerina tamponada:

Ingredientes:

Glicerina	9 ml
Solução salina tamponada com fosfato	1 ml

pH ótimo   8 ,6

B. PROCESSAMENTO DE TECIDOS E PROCEDIMENTO DE COLORAÇÃO POR IMUNOFLUORESCÊNCIA:

1) Coloração direta da pele por imunofluorescência

- As amostras de tecido foram colhidas em solução salina normal e, após congelação rápida, foram cortadas secções com 4-5 µm de espessura no crióstato (Minotome, International Equipment Company, Damon, EUA) a - 20 C^0

- As secções foram colhidas em lâminas de vidro e imediatamente secas, colocadas sob um ventilador durante 10 a 30 minutos

- As secções foram lavadas em solução salina tamponada com fosfato (PBS) com 3 mudanças durante um período de 30 minutos.

- Drenar o excesso de PBS, limpar a secção com papel absorvente e cobrir a secção com conjugados diluídos (1:10 em PBS) (IgG e C_3) e deixar reagir durante pelo menos 30 minutos à temperatura ambiente numa câmara húmida.

- Drenar o conjugado e lavar 3 vezes com PBS durante um período de 30 minutos, agitando suavemente com um agitador magnético.

- O excesso de PBS é drenado e a área à volta da secção é cuidadosamente seca com papel absorvente. As secções são montadas com glicerina tamponada e cobertas com película aderente. As secções foram examinadas num microscópio de fluoresceína incidente (Hertel and Reuss, Alemanha, com filtro excitador BP485 e barreira BP520) logo que possível ou armazenadas a 4^0 C.

2) Coloração direta por imunofluorescência dos pêlos arrancados:

As amostras de cabelo foram colhidas em solução salina normal e processadas para DIF sem seccionamento. Em primeiro lugar, a amostra de cabelo foi colhida numa placa de Petri e depois lavada em solução salina tamponada com fosfato (PBS) três vezes, demorando cada lavagem dez minutos. Em seguida, as amostras de cabelo foram colocadas numa lâmina de vidro. O processamento posterior foi idêntico ao procedimento de coloração da pele acima referido.

<u>APÊNDICE- III</u>

(Será traduzido verbalmente em bangla)

Título do estudo de investigação: Papel da imunofluorescência direta na bainha da raiz externa do folículo piloso na monitorização da atividade da doença do pênfigo vulgar.

Investigador principal: Dr. Mst. Sayedatunnessa

Nome do participante:

----

1. Consinto em participar na investigação acima referida, cujos pormenores, incluindo os detalhes das entrevistas e dos questionários, me foram explicados.

2. Autorizo o investigador a utilizar comigo as entrevistas e os questionários referidos no ponto (1) supra.

3. Reconheço que:

a. Os possíveis efeitos das entrevistas e dos questionários foram-me explicados de forma satisfatória.

b. Fui informado(a) de que tenho a liberdade de me retirar da investigação em qualquer altura, sem qualquer explicação ou prejuízo, e de retirar quaisquer dados não tratados anteriormente fornecidos.

c. Trata-se de um objetivo de investigação.

d. Fui informado de que a confidencialidade das informações que forneço será salvaguardada, sob reserva de eventuais requisitos legais.

e. Fui informado sobre as entrevistas. Também fui informado de que, devido ao número reduzido de pessoas a entrevistar, é possível que alguém possa identificar-me com base em referências a informações pessoais que possam permitir adivinhar a minha identidade. No entanto, serei referido por um pseudónimo ou identificado por um nome diferente em quaisquer publicações resultantes da investigação.

Assinatura	Data

(Participante)

Assinatura	Data

(Testemunha de consentimento)

<u>APÊNDICE-IV</u>

Fórmula estatística

$$(\overline{X}) = \frac{x_1 + x_2 + \ldots + x_n}{n}$$

1. Média

$$SD = \sqrt{\frac{\sum (X - \overline{X})^2}{(n-1)}}$$

DP= Desvio padrão

X=Observação

$\overline{X}$=Média

n= Número de observações

2. Sensibilidade:

A proporção de pessoas com uma anomalia que são corretamente identificadas pelo teste.

$$\text{Sensitivity} = \frac{\text{True positive}}{\text{True positive} + \text{false positive}} \times 100$$

4. Especificidade:

A proporção de pessoas com um teste normal e que são corretamente identificadas pelo teste.

$$\text{Specificity} = \frac{\text{True negative}}{\text{False positive} + \text{True negative}} \times 100$$

5. Valor preditivo positivo: (VPP)

A proporção de pessoas com um teste positivo que são anormais

$$\text{PPV} = \frac{\text{True positive}}{\text{True positive} + \text{False positive}} \times 100$$

6. Valor preditivo negativo (NPV):

A percentagem de pessoas com um teste negativo que são normais.

$$\text{NPV} = \frac{\text{True negative}}{\text{True negative} + \text{False positive}} \times 100$$

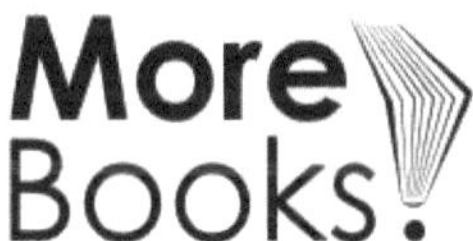
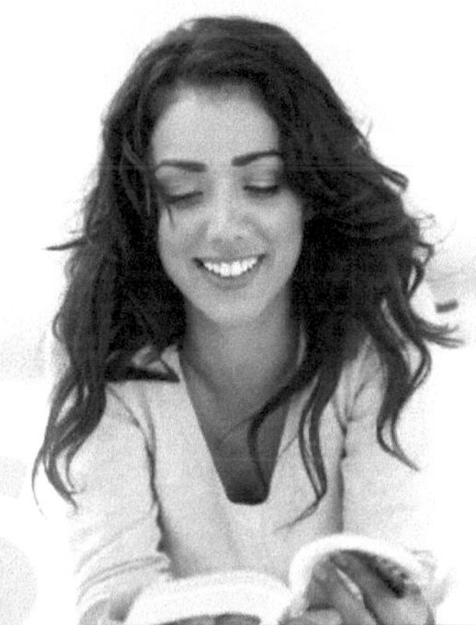

I want morebooks!

Buy your books fast and straightforward online - at one of world's fastest growing online book stores! Environmentally sound due to Print-on-Demand technologies.

Buy your books online at
www.morebooks.shop

Compre os seus livros mais rápido e diretamente na internet, em uma das livrarias on-line com o maior crescimento no mundo! Produção que protege o meio ambiente através das tecnologias de impressão sob demanda.

Compre os seus livros on-line em
www.morebooks.shop

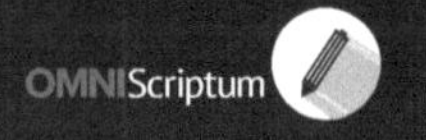